C型肝炎患者が専門医に聞く88の質問

編 著
久留米大学医学部消化器疾患情報講座
長尾由実子　佐田通夫

株式会社 新興医学出版社

■編著者
　長尾由実子　久留米大学医学部消化器疾患情報講座　准教授
　佐田通夫　　久留米大学医学部消化器疾患情報講座・
　　　　　　　久留米大学医学部内科学講座消化器内科部門　教授

■執筆者（あいうえお順）
　井出達也　　久留米大学医学部内科学講座消化器内科部門　講師
　岩田　郁　　福岡大学医学部消化器内科学講座　講師
　川口　巧　　久留米大学医学部消化器疾患情報講座　講師
　酒井浩徳　　独立行政法人　国立病院機構別府医療センター　副院長
　古庄憲浩　　九州大学大学院　感染環境医学（総合診療部）　准教授

序

　現在，日本ではさまざまな病気に対して患者さんの質問に答える本がたくさん出版されています。しかし，そのほとんどは，患者さんから寄せられた「生の声」ではなく，臨床現場で医師が患者さんからよく受ける質問をベースに回答が作られています。つまり，質問も医師が想定して作っています。本書は，2005年10月9日（日）に福岡市で行なわれた市民公開講座「C型肝炎〜最新治療を学ぶ」に参加された600人の方々から寄せられた実際の質問に対して答えた本です。C型肝炎を患っている方，肝硬変や肝臓がんの治療を受けている方，あるいは肝臓病を患っている方の家族から受けた多くの質問に対してQ＆A形式で答える質問回答集になっています。患者さんやご家族の方はもちろんですが，ぜひ多くの医療従事者の方々にもご一読いただければ幸甚に存じます。日頃患者さんがどのような悩みをもっているのかをご理解いただけると思います。

　市民公開講座の中でお寄せいただいた質問を読みながら，「きっとこの方はこういう質問をしたいのだろうな」と考えながら各質問を編集し，そして分類しました。しかし，もしかすると本当に尋ねたかったこととは違う主旨に変わっているかもしれません。また，質問をしていただいた時期から本書を出版するまでに1年以上も経ってしまったことを編著者としてここにお詫び申し上げます。なお，非常にたくさんの質問を寄せていただきましたが，同じ質問をした方も多く，質問の数を88個にまとめました。

　本書作成にあたっては，ご多忙にもかかわらず，ご執筆いただいた著者の方々，本書の出版を引き受けてくださった新興医学出版社の服部秀夫社長，資料のご提供をしていただいたシェリング・プラウ社，秘書の松岡久子氏に深甚なる感謝を申し上げます。なお，医学用語を知らない方々にもできるだけご理解いただけるように，回答や資料については，大幅に編集させていただきました。何卒ご了承いただきますようお願い申し上げます。

最後になりましたが，本書の作成は公開講座に参加された方々からの質問がなければ実現しませんでした。この場を借りて改めてお礼申し上げます。悩みや疑問をもつ患者さんにとって，本書が役立つことを念じてやみません。

2006年11月吉日

長尾由実子

日々の診療や，公開講座などの機会に患者さんやそのご家族，あるいは参加者の方々から病気や健康について多くの質問をいただきます。その内容は，同じように見えても，質問者の尋ねたい主旨はみな異なっています。多くの患者さんたちに接している第一線の医療従事者の重要性と難しさをいつも認識させられます。このような思いの中で，肝がん撲滅を目指す市民公開講座を開催したときに，参加者から寄せられた「生の質問」に対しての回答をまとめてみようということになり，今回の本を作ることになりました。悩んでおられる方々の生の声を多くの方に知っていただきたかったこと，そして生の声を一般の方々や1人でも多くの医療従事者に伝えたいと考えたからです。しかしその結果，生の声を伝えるという思いを実現することが，とてつもなく大変な作業であることを本の編集課程で知ることとなり，また私自身が患者さんの悩みや疑問にきちんと答えてこなかったということも思い知りました。

　この困難な作業も多くの方々のご協力によってやっと克服でき，ここに目標とした本を完成することができました。この本の完成は，著者の1人である長尾由実子先生の熱い情熱と長尾実佐子氏の鋭く，そして冷静な判断に基づいたご協力がなければかなわなかったと思います。ご協力に対して衷心より感謝の意を捧げます。また，日々の診療などで多忙であるにもかかわらず，多くの質問に対して丁寧に回答していただいた岩田　郁先生，酒井浩徳先生，古庄憲浩先生，そして井出達也先生，川口　巧先生の各先生にも感謝の意を捧げます。また，資料をご提供していただいたシェリング・プラウ社，そしてこの本を出版することにご協力いただきました新興医学出版社の服部秀夫社長にも感謝の意を捧げます。

　この本が，肝臓病で悩んでおられる1人でも多くの方々のお役に立てるようであれば編著者としてこの上ない喜びであります。

2006年11月吉日
佐田通夫
さわやかな秋晴れの日の雲仙平成新山を望む故郷島原にて

2005年10月9日（日）に福岡市で開催された市民公開講座の写真です。

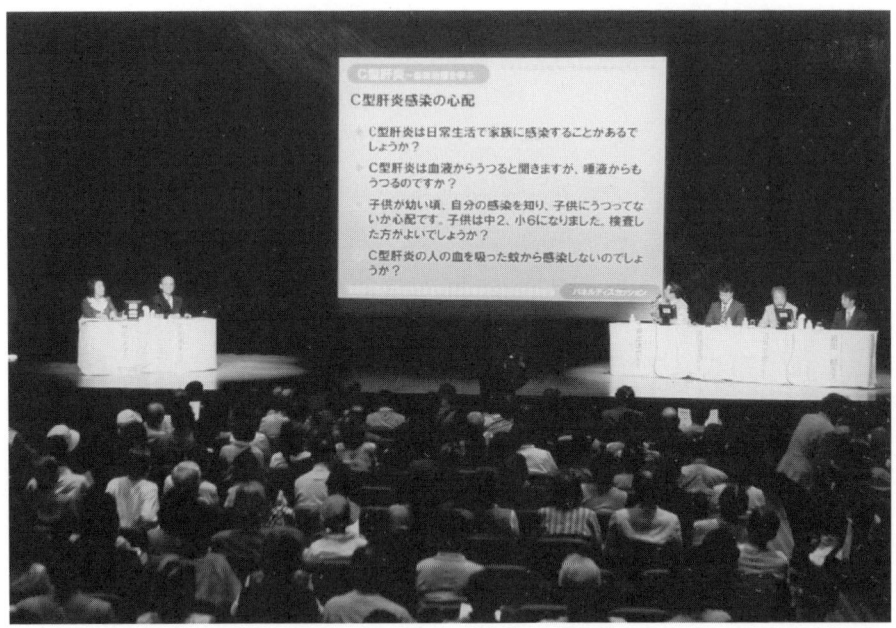

下記の質問は，実際に市民公開講座で質問シートに記入されたものです。この質問に対する回答は，Q77 で解説しています。

質問シート

応募の際にいただきました質問以外で、先生へご質問がある場合は、年齢、性別、質問内容をご記入の上、開演前までにロビーに設置された回収箱へお入れいただくか、回収スタッフへお渡しください。
また、時間の都合で、すべてお答えいただけるとは限りませんので、あらかじめご了承ください。

年齢 69歳	性別 男・⼥		

質問内容

私は30才の時、航空事故で2ヶ月意識不明。一年後に社会復帰・35才で急性肝炎から始り半年に1度位肝炎をくり返し 55才頃 肝硬変 58才 食道静脈瘤破れつ で たらい回この末の 60才輸血選移 5ヶ月間のろくでなし 6年間の診察を受けていたDrは3年毎の不可能医 でインホームドコンセントも称も疑問けだし この当時の輸血等でC型は入るかでしょうか (昭和39年10月)

目 次

- I. はじめに ……………………………………………………………………… 1〜11
    - C型慢性肝炎に対する治療方法 …………………………………………… 5
    - ペグインターフェロン（ペグIFN）・リバビリンの併用療法のスケジュール …… 8
    - C型肝炎ウイルスは，肝臓病以外の病気も起こします ………………… 10
- II. 病態 ………………………………………………………………………… 12〜22
    - Q 1 肝炎の自覚症状 …………………………………………………… 12
    - Q 2 C型肝炎ウイルス(HCV)キャリアと経過観察 ………………… 13
    - Q 3 C型肝炎ウイルス(HCV)キャリアと経過観察 ………………… 14
    - Q 4 C型肝炎ウイルスと肝障害 ……………………………………… 15
    - Q 5 ウイルス量と病気の進行 ………………………………………… 16
    - Q 6 肝臓がんの予防 …………………………………………………… 17
    - Q 7 C型肝炎と自己免疫性の肝臓病 ………………………………… 18
    - Q 8 肝炎はどうして起こるんですか？ ……………………………… 19
    - Q 9 肝臓病にみられる身体の変化 …………………………………… 20
    - Q 10 脾臓の腫れについて ……………………………………………… 21
    - Q 11 B型肝炎とC型肝炎の違い ……………………………………… 22
- III. 生活 ………………………………………………………………………… 23〜24
    - Q 12 肝臓病を患っている人の飲酒について ………………………… 23
- IV. 治療 ………………………………………………………………………… 25〜105
    - Q 13 C型肝炎の治療 …………………………………………………… 25
    - Q 14 C型肝炎の治療 …………………………………………………… 27
    - Q 15 C型肝炎の治療と日常生活 ……………………………………… 28
    - Q 16 C型肝炎の治療法と適応 ………………………………………… 29
    - Q 17 C型慢性肝炎に対する治療法の選択 …………………………… 30
    - Q 18 インターフェロンの治療効果 …………………………………… 32
    - Q 19 インターフェロンの治療効果 …………………………………… 33
    - Q 20 インターフェロンの治療効果 …………………………………… 34

Q 21	インターフェロンの治療効果	36
Q 22	インターフェロンの治療効果	37
Q 23	インターフェロンの治療効果	39
Q 24	インターフェロンの治療効果	40
Q 25	インターフェロンの治療効果	41
Q 26	インターフェロンの治療効果	42
Q 27	インターフェロンの治療効果	43
Q 28	インターフェロンの治療効果	44
Q 29	インターフェロンの投与法について	45
Q 30	インターフェロン治療について	46
Q 31	インターフェロン治療について	49
Q 32	インターフェロン治療の適応について	50
Q 33	インターフェロン治療の適応について	51
Q 34	インターフェロン治療の適応について	52
Q 35	インターフェロン治療の適応について	53
Q 36	インターフェロン治療の適応について	54
Q 37	インターフェロン治療の適応について	55
Q 38	インターフェロン治療の副作用について	56
Q 39	インターフェロン治療の副作用について	57
Q 40	インターフェロン治療の副作用について	60
Q 41	インターフェロン治療の副作用について	62
Q 42	インターフェロン治療の副作用について	63
Q 43	インターフェロン治療の副作用について	64
Q 44	インターフェロン治療の副作用について	66
Q 45	インターフェロン治療の副作用について	68
Q 46	インターフェロン治療の副作用について	69
Q 47	インターフェロン治療の副作用について	70
Q 48	インターフェロン治療の注意点	71
Q 49	インターフェロン治療の注意点	73
Q 50	インターフェロン治療の注意点	74
Q 51	インターフェロン治療の注意点	75
Q 52	インターフェロン治療後の日常生活	76
Q 53	ペグインターフェロン・リバビリン併用療法について	77
Q 54	ペグインターフェロン・リバビリン併用療法について	78
Q 55	漢方薬を用いた C 型慢性肝疾患の治療	79
Q 56	漢方薬を用いた C 型慢性肝疾患の治療	80
Q 57	肝炎を抑える治療	82

		目次 iii

- Q 58　肝炎を抑える治療 ……………………………………83
- Q 59　肝炎を抑える治療 ……………………………………84
- Q 60　肝炎を抑える治療 ……………………………………85
- Q 61　肝臓がんの治療 ……………………………………………87
- Q 62　精神安定剤を併用する際の注意点 …………………88
- Q 63　肝硬変患者の日常生活 ……………………………………89
- Q 64　肝臓がんと診断された人の日常生活 …………………91
- Q 65　食事療法 ………………………………………………………93
- Q 66　食事療法 ………………………………………………………95
- Q 67　食事療法 ………………………………………………………96
- Q 68　食事療法 ………………………………………………………97
- Q 69　新しい治療法は？ …………………………………………99
- Q 70　日常生活とインターフェロン治療 ………………100
- Q 71　民間薬を用いた治療 ……………………………………101
- Q 72　民間薬を用いた治療 ……………………………………103
- Q 73　民間薬を用いた治療 ……………………………………104

V．検査 ……………………………………………………………106～107

- Q 74　肝臓がんを早期に発見するには？ ………………106
- Q 75　献血でC型肝炎はわかりますか？ ………………107

VI．感染経路 ……………………………………………………108～114

- Q 76　C型肝炎ウイルスにはどうして感染するんですか？ ……108
- Q 77　C型肝炎ウイルスの感染経路 ………………………110
- Q 78　夫婦および家族内感染 ……………………………………111
- Q 79　C型肝炎ウイルスの母子感染 ………………………112
- Q 80　B型肝炎ウイルスおよびC型肝炎ウイルスは
唾液を介して感染しますか？ ……………………………113
- Q 81　C型肝炎ウイルスは蚊や昆虫を介して感染するんですか？ ……114

VII．感染 …………………………………………………………115～120

- Q 82　C型肝炎ウイルスの感染力 ……………………………115
- Q 83　重複感染 ……………………………………………………116

VIII．医療費 ………………………………………………………121～123

- Q 84　インターフェロンの治療費は？ ……………………121

IX. その他 …………………………………………………124〜129

- **Q 85** 肝嚢胞とは？ …………………………………………124
- **Q 86** 肝臓専門医について ……………………………………125
- **Q 87** 知っておきたいC型肝炎の知識 ………………………126
- **Q 88** 知っておきたいC型肝炎の知識 ………………………129

X. 追捕 …………………………………………………………130〜132

- インターフェロン治療の医療費助成について ………………………130

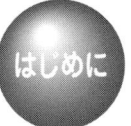 **はじめに**

　日本における死亡原因の1位はがんと報告され，その中で第1位は肺がん，次いで胃がん，肝臓がん，大腸がんと続いています。肝臓がんによる死亡者数は1975年以降急増しており，とくに九州は肝臓がんによる死亡者数が多く，県別にみると佐賀県が第1位，福岡県は第3位といわれています。

　肝臓がんの原因はいくつかありますが，およそ80％がC型肝炎によるものです。つまり，肝臓がんを減らすにはC型肝炎をなくすことが有効です。私たち専門医は日々この治療に携わり，少しでも肝臓がんになる患者さんを減らすことに取り組んでいます。

　本書では，C型慢性肝炎の患者さん，または日頃自分の健康に関心のある方が知りたいと思うC型慢性肝炎とその治療法について，ご紹介させていただきます。C型慢性肝炎の患者さんにとって，肝硬変や肝臓がんへの進行をくい止め，ウイルスから解放された健康な体を取り戻すための一助になればと考えております。

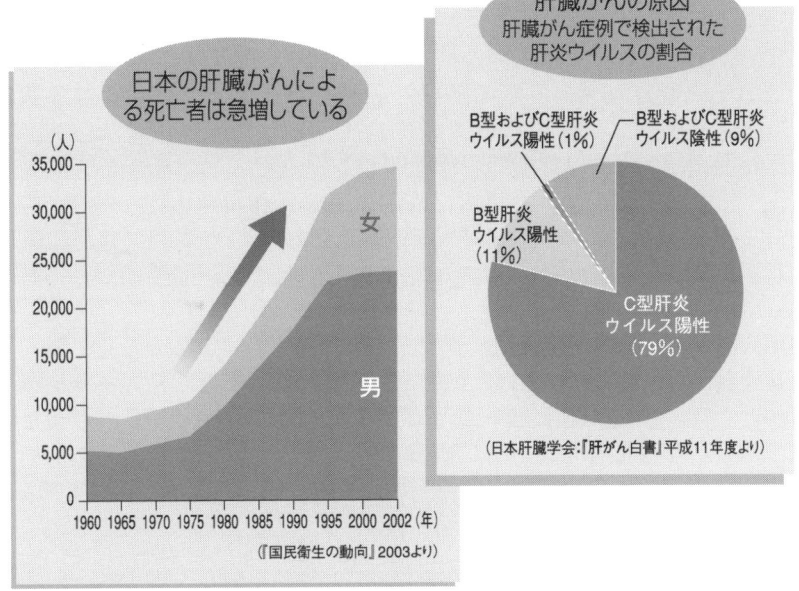

C型慢性肝炎は，治療しないと
肝硬変や肝臓がんへと進んでしまう可能性があります。

C型慢性肝炎の自然経過

治療しないと10～30年後に肝硬変，肝臓がんに移行しやすい

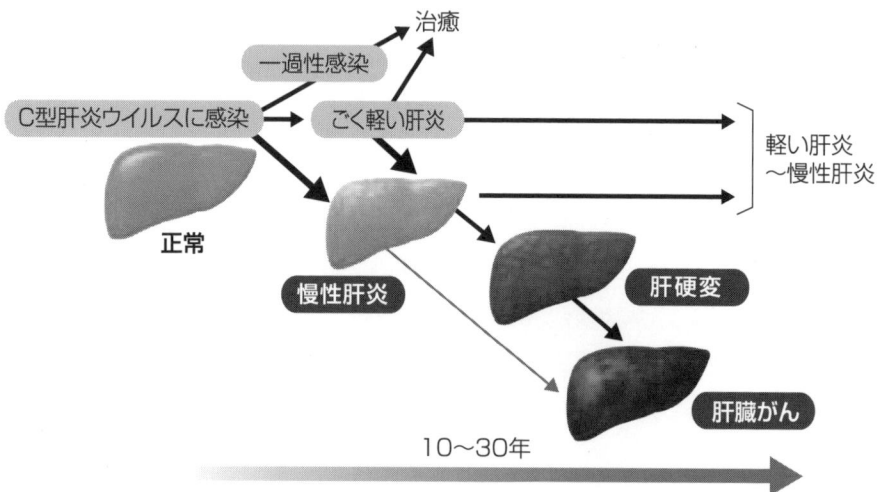

　C型慢性肝炎は，C型肝炎ウイルス（HCV）の感染により6カ月以上にわたって炎症が続き，肝臓の細胞が壊れて肝臓の働きが悪くなる病気です。HCV遺伝子は，1989年に米国のカイロン社で発見されました。日本では，1989年11月より全国の日赤血液センターでHCV感染の有無を調べる検査（HCV抗体検査）が世界に先駆けて導入されました。HCVは，血液を介して感染し，日本では1989年以前に行なわれた輸血※などの医療行為，麻薬，刺青で感染した例が大半を占めています。母子感染や性行為による感染はまれです。

　初期にはこれといった自覚症状がないため，HCVに感染しても気づかずに，健康診断や献血あるいは他の病気の治療の際に検査で発見される場合がほとんどです。仮に100人がHCVに感染したとすると約70人が慢性肝炎になります。慢性化すると肝臓の病変が軽いままで経過することもありますが，大部分が進行性なので，慢性肝炎の状態が続いて治療しないでいると10～30年後に肝硬変や肝臓がんに移行しやすいことがわかっています。

※輸血：HCVが発見される以前のことで，現在では輸血による感染はほとんどありません。

C型肝炎ウイルス(HCV)の感染がわかったときは，さらに詳しい検査をして肝炎の進行の程度(肝臓の状態)を調べます。

C型慢性肝炎の検査・診断の流れ

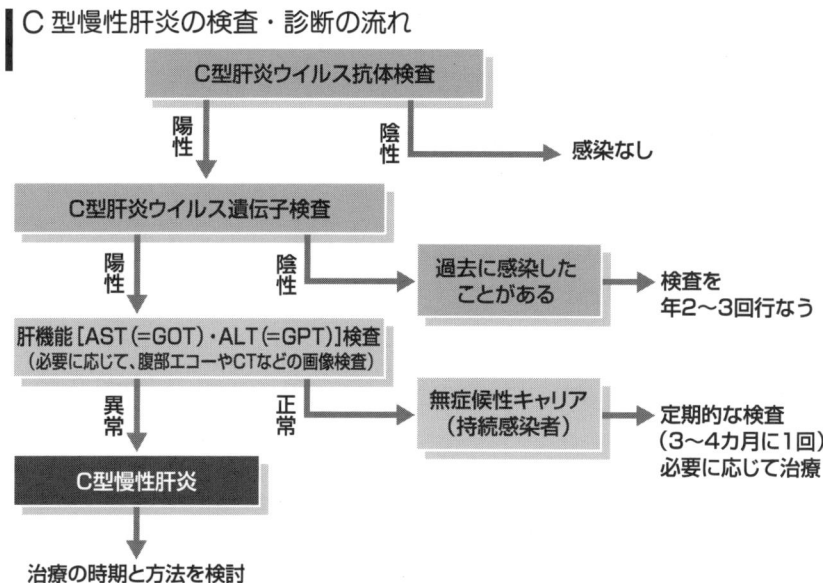

HCV感染の有無は，まずHCV抗体[※1]を測定して，それが陽性であれば，次にウイルス遺伝子を測定します。抗体が陽性であることは過去の感染を示す場合もあるので，現在も感染が持続しているかどうかはウイルスそのもの（遺伝子）を測定して確認します。ウイルス遺伝子検査が陽性で，さらに肝機能［AST（＝GOT）・ALT（＝GPT）］[※2]の異常があれば，C型慢性肝炎として治療する必要があります。ウイルス遺伝子検査が陽性でも肝

※1 抗体：病原体（細菌やウイルス）などの異物（抗原という）が体内に侵入してきたときに，これを撃退するために身体の免疫反応により作られる物質（タンパク質）のことで，その働きによって2種類あります（「中和抗体」と「感染抗体」）。中和抗体ができると，新たに感染することはありません。しかし，「HCV抗体」は感染抗体であり，「強陽性」の場合は体内に抗原となる異物（HCV）がいることを意味します。

※2 AST（＝GOT）・ALT（＝GPT）：肝臓の細胞に含まれる酵素のことで，肝炎があると肝臓の細胞が壊れて血液中に流れ出し，血液中のこれらの値が高くなります。p13〜14もご参照ください。

AST：アスパラギン酸アミノトランスフェラーゼ。GOT（グルタミン酸オキサロ酢酸トランスアミナーゼ）ともいう。

ALT：アラニンアミノトランスフェラーゼ。GPT（グルタミン酸ピルビン酸トランスアミナーゼ）ともいう。

炎の症候（肝機能の異常）がなければ，無症候性キャリア（持続感染者）として経過をみます。その経過をみる過程で必要があれば治療を始めます。

治療を始める際には，肝硬変に進行しているかどうか，肝機能がどの程度保たれているか，あるいは肝臓がん発症の疑いがないのかなど，病気の進行の程度（肝臓の状態）をより詳しく知るために，血液検査や腫瘍マーカー（αフェトプロテイン，PIVKA-II），画像検査［超音波（エコー）検査，CT検査，MRI検査］，肝生検などを行ないます。

血液検査（p13〜14）もご参照ください。

	検査項目	検査の意義	肝硬変の疑い
肝臓の予備能力を調べる検査	AST/ALT比（GOT/GPT比）	肝硬変では上昇することが多い。肝炎ではその逆。	2.0以上（肝炎0.6前後）
	血小板	血小板は血液の成分の1つで，肝炎や肝硬変の進行とともに数が減少する。	10万/mm³以下
	血清アルブミン	肝臓で作られるタンパク質。肝臓の障害が進むとともに数が減少する。	3.5g/dL以下
	プロトロンビン試験 ヘパプラスチン試験	プロトロンビンもヘパプラスチンも肝臓で作られる血液凝固因子。肝臓の障害が進むと低下する。	50％以下
	ICG試験	肝臓で処理されるICG（インドシアニングリーン）という色素を注射。肝機能が低下していると，処理が遅れ，色素が血液中に滞る。	30％以上

	検査項目	検査の意義	肝臓がんの疑い
腫瘍マーカー	αフェトプロテイン	肝臓がんを発症すると，血液中での上昇が認められる。肝硬変や慢性肝炎でも上昇することがある。	20ng/mL以上
	PIVKA-II		40mAU/mL以上

画像検査

超音波（エコー）検査
障害物に当たるとはね返る超音波のしくみを利用した検査。肝臓の形や内部の変化が観察できます。最近では造影剤を用いてより詳しい検査ができるようになりました。

CT検査
X線とコンピュータを組み合わせた装置で，肝臓を輪切りにした画像が得られます。超音波で観察しにくい部位まではっきりと映し出されます。

MRI検査
磁石と電磁波を利用して身体の内部を撮影する装置。CTより鮮明で，いろいろな断面で肝臓をみることができます。

治療方法は，ウイルス量やウイルス遺伝子のタイプ，過去のインターフェロン（IFN）治療歴によって決まります。

C型慢性肝炎に対する原因療法と対症療法

　C型慢性肝炎の治療には，C型肝炎ウイルス（HCV）を体内から排除して完全治癒を目指す原因療法と，肝炎の進行を防ぎ，肝機能を改善する対症療法（肝庇護療法）があります。

原因療法
C型肝炎ウイルスを体内から排除して完全治癒を目指す。

- **IFN（注射）**
  IFNは本来私たちの身体の中で作られるタンパク質で，ウイルスの増殖を抑える働きをもっています。これを薬として応用したのがIFN製剤です。

- **ペグIFN（注射）**
  従来のIFNにポリエチレングリコール（＝PEG）という物質を結合させることによりIFNを血中に長く留まらせ，これまで週3回の投与が必要だったIFNを週1回の投与ですむよう改良されたものがペグIFNです。

- **リバビリン（内服）**
  IFNと併用することによりIFNのウイルス排除効果を増強します。カプセル剤として内服します。

対症療法（肝庇護療法）
肝炎の進行を防ぎ，肝機能を改善する。

- **グリチルリチン配合剤（注射など）**
  肝臓の細胞膜を強くすることによって肝細胞の破壊を防ぐ働きがあります。

- **ウルソデオキシコール酸（内服）**
  肝臓の血液の流れをよくする，あるいは肝臓にエネルギーを蓄積することによって肝機能を改善する作用があります。

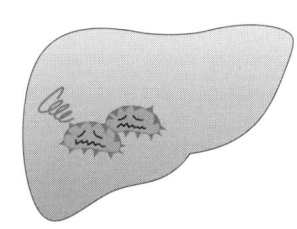

C型慢性肝炎のおもな治療方法

　ウイルス量やウイルス遺伝子のタイプ（ゲノタイプ）によって推奨される治療方法が異なります。これまでにインターフェロン（IFN）治療をしたことがない場合は初回治療，IFN 治療をしたことがある場合は再治療となります。
　また，体調や他の病気のために，IFN とリバビリンの併用療法を受けられない場合は，IFN 単独の長期治療が推奨されています。

はじめてインターフェロン治療を受ける場合（初回治療）

ウイルス量		セログループⅠ型 (ゲノタイプ 1a・1b)	セログループⅡ型 (ゲノタイプ 2a・2b)
	多い[*]	ペグIFN・リバビリン併用療法[#]	ペグIFN・リバビリン併用療法[#]
	少ない	IFN単独療法	IFN単独療法

過去にインターフェロン治療を受けたことがある場合（再治療）

ウイルス量		セログループⅠ型 (ゲノタイプ 1a・1b)	セログループⅡ型 (ゲノタイプ 2a・2b)
	多い[*]	ペグIFN・リバビリン併用療法[#]	ペグIFN・リバビリン併用療法[#]
	少ない	ペグIFN・リバビリン併用療法[#]	ペグIFN・リバビリン併用療法[#]

＊：RT-PCR 法で 100 KIU/mL 以上。
＃：リバビリンが使用できない場合は IFN 単独療法が推奨されています。

ペグインターフェロン(ペグIFN)・リバビリンの併用療法は，ウイルス量の多い患者さんやIFNが効かなかった患者さんに，週1回で高い効果が期待できます。

　ペグIFN・リバビリンの併用療法により，従来のIFN単独療法では効きにくかった，ウイルス量の多い患者さんやIFN単独療法が無効または肝炎が再燃（肝機能検査値が再度上昇）した患者さんにも高い治療効果が期待できるようになりました。ペグIFNは，IFNにペグ[※1]という物質を結合させることにより，安定したIFNの血中濃度を維持し，週1回の注射で優れた効果が得られるように作られた新しいIFN製剤です。

　また，ペグIFN・リバビリンの併用療法では，体重別に投与量を調節して，体格による効果および副作用への影響を少なくすることを目指しています。ただし，妊婦または妊娠している可能性のある女性，重い心臓病の方，ヘモグロビン[※2]の異常がある方，重い腎臓病，重いうつ病の方は，この治療を受けることができません。

※1 ペグ（PEG）：ポリエチレングリコールという身体に無害な高分子の物質で，これをインターフェロンに結合することで，インターフェロンの体内での持続時間が延長します。
※2 ヘモグロビン：赤血球に含まれる赤い色素で，酸素を運搬する役割を果たしています。

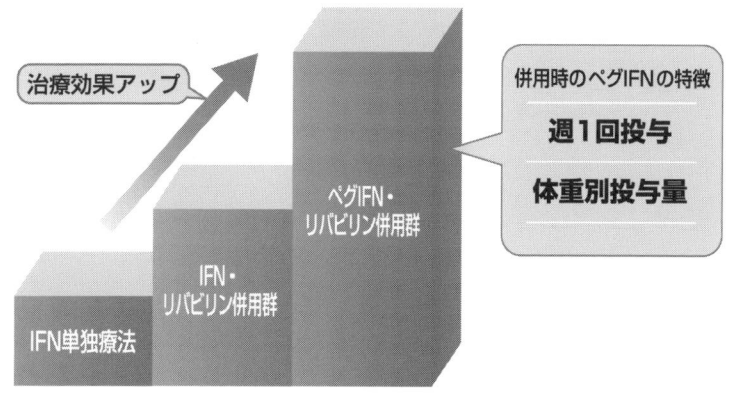

ペグIFNにリバビリンを併用することによって，ウイルスを陰性化する効果や肝機能を正常化する効果が大きく高まる

ペグインターフェロン（ペグIFN）・リバビリンの併用療法のスケジュール

　ペグIFNは週1回，皮下に注射します。投与期間は，ゲノタイプ1型でウイルス量の多い患者さんの場合は通常48週間で，それ以外の患者さんでは通常24週間です。リバビリンは，ペグIFN療法中の1日2回朝夕食後，1回に1～3カプセルを服用します。
　副作用の状態や検査結果などにより，ペグIFNの注射量あるいはリバビリンの服用量が変更されることや，治療が中止されることもあります。
　また，治療中はもちろん，治療終了後24週間後までは定期的な検査が必要なので，医師の指示に従って通院することになります。

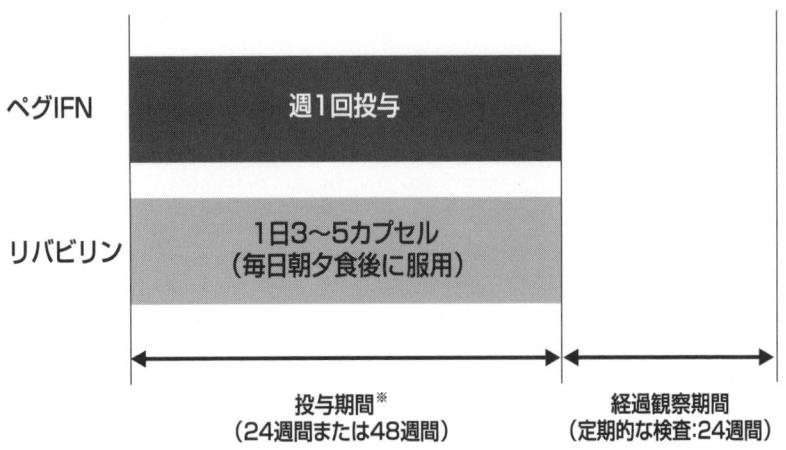

※：投与期間は，ゲノタイプ1型でウイルス量の多い患者さんの場合は通常48週間で，それ以外の患者さんでは通常24週間です。

よくみられる副作用は，インフルエンザのような症状や食欲不振などの消化器症状です。
治療中と治療後6カ月間は必ず避妊してください。

よくみられる副作用	とくに注意が必要な副作用
インフルエンザのような症状	精神神経症状（不眠が続く）

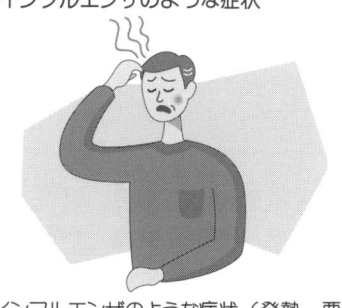 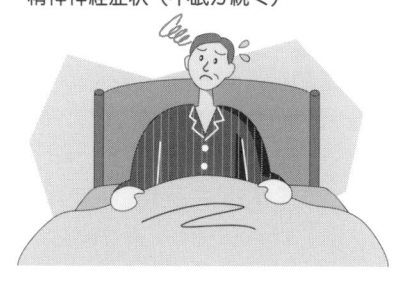

- インフルエンザのような症状（発熱，悪寒，全身倦怠感，頭痛，関節痛など）
- 食欲不振・吐き気などの消化器症状
- 発疹，かゆみなどの皮膚症状
- 脱毛
- 注射部位反応（赤み，かゆみ，腫れ，発疹など）

- うつ状態などの精神神経症状（不眠が続く，イライラするなど）
- 間質性肺炎（息切れしやすい，せきが続くなど）
- 甲状腺機能異常（動悸がする，汗をかきやすいなど）
- 心臓の症状や糖尿病の悪化
- 網膜症（ものが見えにくい，目がチカチカするなど）

　ペグIFN・リバビリンの併用療法では，必ず副作用を経験することになります。しかし医師の指示どおり定期的に検査を受けて，異常に気づいたときに必ず医師に相談していれば，安心して治療を続けることができます。
　よくみられる副作用は，注射部位の腫れやかゆみ，インフルエンザのような症状（発熱，悪寒，全身倦怠感，頭痛，関節痛など），食欲不振などですが，これらは一時的なもので，時間がたてばもとに戻ります。とくに注意が必要な副作用については，上記のような症状に気づき次第，できるだけ早く医師に相談してください。
　その他，注意が必要な検査値の異常に，貧血，白血球や血小板の減少がありますので，医師の指示どおりに定期的な検査を受けることが重要です。また，女性患者さんおよび男性患者さんのパートナーは治療中と治療後6カ月間は必ず避妊する必要があります。

C型肝炎ウイルスは，肝臓病以外の病気も起こします。

　C型肝炎ウイルスは，肝臓の細胞以外の細胞や臓器にも感染し，増殖することが証明されており，血液や肝臓の他に，リンパ球，脳，脊髄液，骨髄，心筋，すい臓，脾臓，副腎，甲状腺，唾液腺，皮膚，口腔粘膜，唾液などからも検出されます。

　C型肝炎ウイルスは，肝臓の病気ばかりでなく肝臓以外の病気も引き起こすことがあり，これらを総称して肝外病変といいます。肝外病変には，血液の病気（悪性リンパ腫など），腎臓の病気（膜性増殖性糸球体腎炎），心臓の病気（心筋症），糖尿病，甲状腺の病気（甲状腺機能の異常），関節リウマチ，皮膚や粘膜の病気（治りにくい皮膚炎や口内炎），唾液の病気（つばが出ない），目の病気（涙が出ない），血管の病気（血管炎）などさまざまな病気があります。このような肝外病変は，C型肝炎ウイルスに感染している人に高い頻度で合併します。1,604名のC型肝炎ウイルス感染者を調べたら，1,202名に少なくとも1つの肝外病変を合併したという報告があります（合併率74％）。

口の粘膜に病気（診断名：口腔扁平苔癬）がある方は，インターフェロン（IFN）治療を始める際には注意が必要です

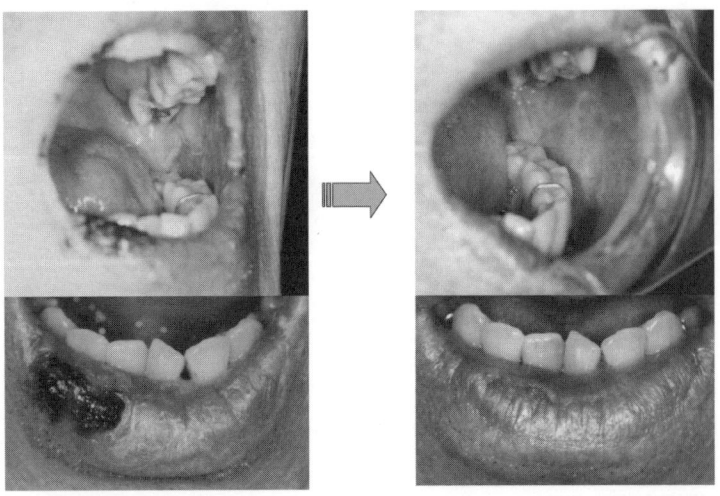

IFN治療中に扁平苔癬が悪化　　　IFN治療を中断すると，扁平苔癬が軽減

肝外病変を合併しているＣ型肝炎の患者さんに，インターフェロン治療を行なうと，肝外病変が悪化しインターフェロン治療を中止せざるを得ないケースも存在します。したがって，Ｃ型肝炎に対するインターフェロン治療前には，全身の検査をすませてから治療に臨みましょう。

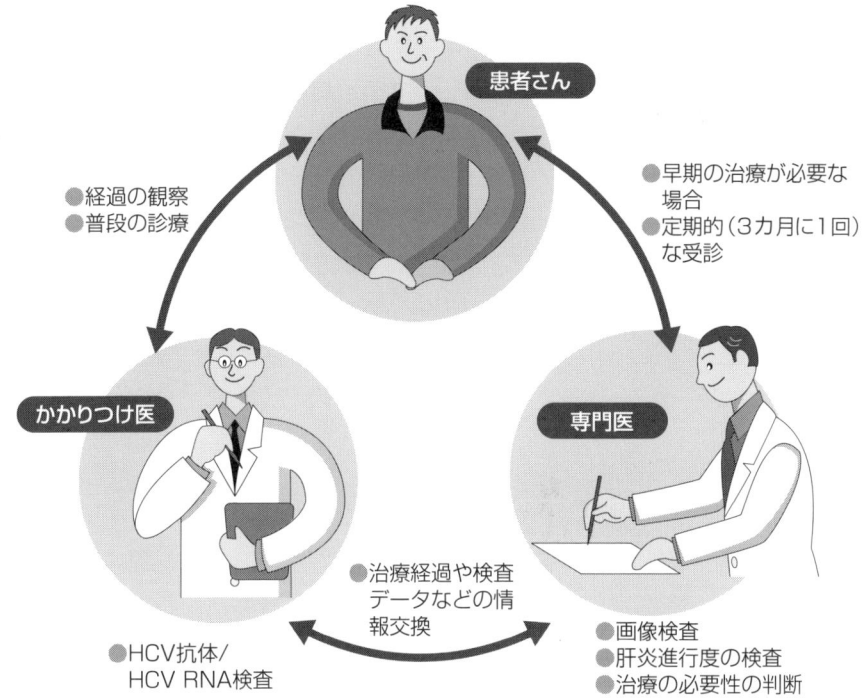

　Ｃ型慢性肝炎の患者さんは，日常生活に特別な制限はありませんが，けがをしたときなど自分の血液が直接的にも間接的にも他の人につかないようにするなどの注意が必要です。大切なことは，病気だという自覚をもち，定期的な受診を欠かさないことです。

　Ｃ型慢性肝炎の治療は，定期的に肝臓専門医のもとで画像検査などを受け，普段は近隣のかかりつけ医に診療してもらいながら行なうことになるでしょう。その後は患者さんの病状に応じて，かかりつけ医と専門医とが連携をとりながら，患者さんと一体となって治療していくことになります。

病態 　肝炎の自覚症状

Q1 私は肝臓病を患っていますが，主治医からは薬を飲む必要はとくにない程度の肝臓病であると説明を受けています。日中に自覚症状は感じないのですが，夕方から夕食後に体がだるいことがあります。このような症状は，軽い肝臓病の場合でも起こり得るのでしょうか？　風邪をひいたときの体のだるさと肝臓病のときに現れる体のだるさとの鑑別方法を教えてください。

★79歳★女性

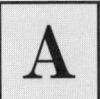
　昔から肝臓は「沈黙の臓器」といわれています。これは一般に肝臓病はあまり症状が出ないことをたとえた言葉です。肝臓病でよく現れる症状は体のだるさ，食欲低下，お腹が張ったような不快感，吐き気などです。

　ご質問からは肝臓病の原因や肝臓病の程度がわかりませんが，ご質問の症状は肝臓病からのものではないように思います。ただ，軽い肝臓病と考えられている脂肪肝では，体がだるいという症状が出やすいとされています。症状の感じ方には個人差がありますので，風邪をひいたときの体のだるさと肝臓病のときの体のだるさを区別することは難しいでしょう。やはり，体がだるいな，体調がおかしいなと思われたら，お近くの医療機関を受診して検査を受けることをおすすめします。

病態　C型肝炎ウイルス（HCV）キャリアと経過観察

Q2 5〜6年前に「C型肝炎のキャリア」といわれ，現在はコレステロール値が高いので年に3〜4回程度の血液検査を受けていますが，この検査だけでは足りないのでしょうか？「C型肝炎のキャリア」に関して必要な検査，またどんな病院で検査するのが妥当なのかも教えてください。　★77歳★女性

A C型肝炎のキャリアの中にはウイルスがいても悪さをせず，ALT（＝GPT）値が正常の患者さん（無症候性キャリア）と，ALT値が基準値より高値を示す患者さん（症候性キャリア）がいらっしゃいます。ここでは前者の無症候性キャリアについて説明したいと思います。無症候性キャリアはALT値が正常範囲内を持続するので肝臓病の進行はたいへん遅いと考えられます。よって早急に治療する必要はありませんが肝臓病が進行する前に治療を開始したほうがよいこともあります。またALT値が正常でも，肝臓病が進行している場合もありますので，血小板数やエコーなどの検査で総合的に判断することが重要です。以前はALT値が正常の方は治療（とくにインターフェロン治療）は行なわないことが多かったのですが，最近では少し考え方が変わってきています。

　無症候性キャリアの方は，治療法，治療時期も含め，一度専門医と相談されるとよいでしょう。高齢の方は「C型肝炎のキャリア」であっても少なくとも半年〜1年に1回のエコー検査あるいはCT検査を受けることをおすすめします。検査を受けるなら肝臓専門医のいる病院がよいと思いますが，消化器科，消化器内科などの看板が掲げてある医療機関でもよいでしょう。

＊ASTとALTは，おもに肝臓の細胞に含まれる酵素のことです。肝炎があると，肝臓の細胞が壊れて血液中のこれらの値が高くなるため，肝臓の炎症や障害をみる指標として用いられます。無症候性キャリアの場合は，ALT値を指標とします。p3やp14（Q3）も参照してください。

病態　C型肝炎ウイルス（HCV）キャリアと経過観察

Q3 C型肝炎が安定している状態でもインターフェロン治療を受けるべきなのでしょうか？

★40歳★女性

A 安定しているというのは，ALT（＝GPT）値が低いまま推移していることと思われますが，この安定している場合でも，肝生検で肝臓の細胞を採取し，これを顕微鏡で詳しく観察すると，慢性肝炎や肝硬変（肝硬変の場合は頻度は低いのですが）にまで進行している人がいることがわかっています。

最近では，ALT値が低い状態であっても早い時期にインターフェロン治療によってウイルスを排除することはよいことだといわれています。

肝臓の障害の程度をみる検査

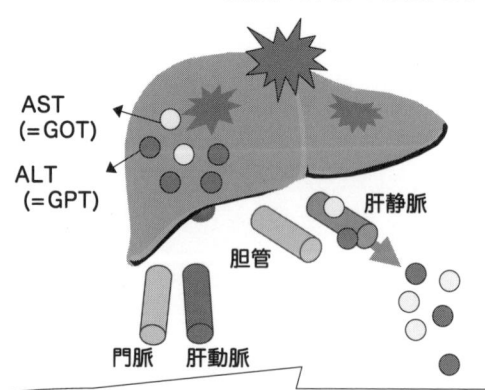

肝臓に炎症があると
↓
肝臓の中で作られる酵素（ASTやALT）が，血液中に漏れ出て
↓
通常では血液中にみられない量が出てきます。つまり，肝臓に炎症があると，血液中のAST値やALT値が高くなります。

ASTは，肝臓の他に心臓や筋肉にも含まれている酵素ですので，心筋梗塞（しんきんこうそく）などがあるときにも数値が上がります。肝機能を調べるためには，とくに肝臓に多く含まれるALT値を重要視します。普通は，AST値がALT値より高いのですが，肝臓病の種類によってASTとALTの割合が変わるので，一般に両方を測定します。

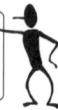

病態　C型肝炎ウイルスと肝障害

Q4 私はAST（=GOT）値やALT（=GPT）値は正常範囲なのに，C型肝炎ウイルス量が増えています。どうして増えるのでしょうか？　★58歳★女性

A C型肝炎ウイルスに感染し，ウイルスが肝臓で増えるだけでは，肝障害すなわちAST（=GOT）やALT（=GPT）値の上昇は起こりません。あなたの免疫機構がC型肝炎ウイルスと戦うことによってはじめてALT値が上昇します。つまり，ご質問の方はウイルスが肝細胞の中で増えてはいるものの，肝細胞が壊れずに，肝臓に炎症が起こるまでには至っていない状態にあり，肝細胞とウイルスが共存している状態と考えられます。

病態　ウイルス量と病気の進行

Q5 Ｃ型肝炎のウイルス量と肝炎の病状や進行との関連性について教えてください。また，それらに対する治療法を教えてください。　★70歳★女性

A Ｃ型肝炎のウイルス量と肝炎の進行には一定の関連性はなく，ウイルス量が多いから進行する，少ないから進行しない，または，その逆とも関連性はありません。ウイルス量はインターフェロンの効きめだけに影響し，ウイルス量が少ないほど治療効果は高いとされています。ペグインターフェロン・リバビリンの併用療法（1年投与）では，以前のインターフェロン単独療法に比較して高ウイルス量の患者さんでも治療効果が得られるようになっています。

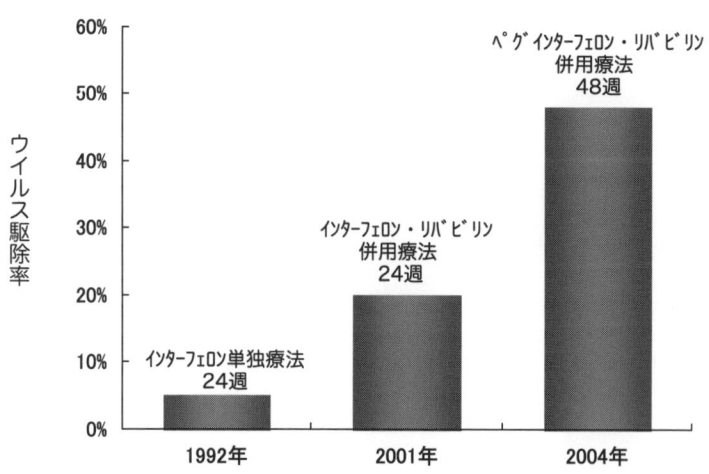

ゲノタイプ1型・高ウイルス量の患者さんに対するウイルス駆除率の推移

| 病態 | 肝臓がんの予防 |

Q6 私は25年ほど前に2,000 mlの輸血を受け，その後C型肝炎になってしまいました。現在定期検査を受けておりますが，肝機能の数値はAST（=GOT）30 IU/L，ALT（=GPT）20 IU/Lと正常範囲内を推移しています。しかし，今後肝硬変や肝臓がんへ進行していく可能性もあると聞いており不安です。今後の対策として，どのようなことをすべきでしょうか？　なお，自己の予防策として「フラバンジェノール」を愛用しています。これはC型肝炎に効果があるのでしょうか？　　★49歳★女性

C型肝炎で，現在AST（=GOT），ALT（=GPT）が20〜30 IU/Lと安定している状態ならば，肝硬変への進行や肝臓がんの発生に関しては確率的には低い状態であると思われます。ただし一般的に，C型肝炎になった場合，慢性肝炎から肝硬変に進行して肝臓がんができるといわれていますが，実際には慢性肝炎からも年率1〜3％の確率で肝臓がんが発生します（肝硬変からは年率5〜7％）。そのため肝炎が安定していてもC型肝炎ウイルスに感染している場合は，定期的な検査および経過観察が必要です。

肝臓での炎症を助長する要因として活性酸素があり，これを抑えるための治療法として抗酸化療法が有効であるという報告もあります。フラバンジェノールも抗酸化作用があり，健康維持においてはよいと思われますが，フラバンジェノールは医薬品ではなく健康食品であるため，フラバンジェノールのみに依存せず，定期的に医療機関を受診し，医師による指導を守ってください。肝臓がんに関しては，抗酸化療法のみで肝臓がんが改善したという科学的根拠を示すデータはないため，フラバンジェノールを含めた健康食品のみの効果に依存することは危険です。

病態　C型肝炎と自己免疫性の肝臓病

Q7 私は1992年度より肝臓病を患い，市内の病院に通っています。はじめの何年かは「C型肝炎ウイルスに感染している」といわれましたが，現在は「C型肝炎ウイルスとは関係ない自己免疫による肝臓病」といわれています。「自己免疫」とは一体何でしょうか？　主治医に尋ねても納得のいく答えではありません。長い年月が経過する中で，肝機能値の数値が上がったり下がったり変動するのはとても不安です。「自己免疫性肝炎」についての説明と病気の将来について教えてください。　　　　　　　　　　　★70歳★女性

A　自己免疫性肝臓病と呼ばれるものには，「自己免疫性肝炎」の他に「原発性胆汁性肝硬変」「原発性硬化性胆管炎」などと呼ばれるものがあります。各々の病気は同じ肝臓病であっても障害を起こす部位が異なったり，発生頻度が男女で異なったり，発症年齢に差があったり，治療法も異なり，はっきりした原因はまだ明らかにされていません。発症のしくみには，自己免疫学的なしくみ，つまり自分の臓器や組織を異物として自分の免疫機構が認識して破壊してしまうことが原因であると考えられています。

　自己免疫性肝炎に対しては，副腎皮質ホルモン（ステロイドホルモン）が病気の改善に効果的であることが知られています。しかし，治療が十分に行なわれなかったり，副腎皮質ホルモンによる治療効果が得られなかったりすると，肝硬変さらに肝不全にまで至ることがあります。頻度は低いのですが，肝臓がんが発生してくることもあるので，長期の治療と経過観察が重要になります。

病態　肝炎はどうして起こるんですか？

Q8　私の母について質問いたします。母は1989年の脳外科手術時の輸血によりC型肝炎ウイルスに感染しました。数年前にC型肝炎ウイルスそのものは陰性になっているといわれましたが，今は，すでに肝硬変にまで進展していると説明を受けています。自己免疫による肝硬変であると説明を受けましたが，ウイルスに起因した肝炎から自己免疫に起因する肝炎や肝硬変に変化することがあるのでしょうか？　現在，母は大学病院に入院していますが，肝移植の取り組みや移植を含めた治療法についてご説明ください。

★33歳★女性

A　C型肝炎ウイルスにはじめて感染した場合，そのうち約3割の人は，特別な治療を受けることなく自然の経過で身体からウイルスが完全に排除されて完治することがわかっています。ご質問の方の場合には，次のような2つの病態が考えられます。まず，「C型肝炎になる以前から自己免疫性肝臓病を患っていたが，気づかなかった。その状況下でC型肝炎になり，その後C型肝炎は自然経過で完全に治癒したが，自己免疫性肝臓病は治癒することなく肝硬変にまで進行することになった」という病態です。もう1つは，「C型肝炎とは関連のない何らかの要因によって自己免疫性肝臓病を発症し，病状が進行することによって肝硬変にまでなった」などのいろいろな病態が考えられます。

　肝移植は，すべての大学病院で行なわれているわけではありません。肝移植を行なっていない医療施設の場合，肝移植の適応があるかどうかを判断して，移植可能な施設に紹介するという方法が日常的に行なわれています。

病態　肝臓病にみられる身体の変化

Q9 私は肝機能は正常です。しかし，手のひらだけが黄色っぽい色をしているので気になります。手のひらが黄色になるのは，どのようなことが原因として考えられるのでしょうか？　★49歳★女性

A 肝臓が悪くなった場合，身体が黄色くなることを黄疸(おうだん)といいます。この場合，まず最初に黄色いことに気づくのは白目（球結膜）の部分です。皮膚が黄色になるのは，かなり症状が進行してからです。日本人は黄色人種ですので，もともと皮膚が黄色っぽい色をしているため気づきにくいせいもあります。とくに手のひらが黄色くなるのは気づきにくいようです。そういうわけで，黄疸の診断にはまず白目を診ることにしています。

手のひらのみが黄色っぽい色をしていて，しかも肝機能が正常の場合，肝臓病は関係ありません。考えられるものに柑皮症(かんぴしょう)があります。柑皮症とは，柑橘類(かんきつるい)，カボチャ，ニンジン，トマトなどカロチンを多量に含有する食物を多く食べることにより，皮膚にカロチンの沈着を生じ，皮膚，とくに手のひらや足の裏の皮膚が黄色っぽくなることをいいます。放置してもかまいません。

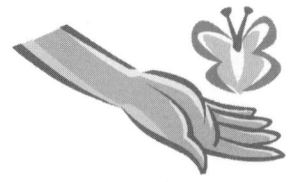

病態	脾臓の腫れについて

Q 10 私はC型慢性肝炎を患っており，週3回の強カネオミノファーゲンシー（強ミノシー）の注射とウルソ（ウルソデオキシコール酸）・漢方薬の内服による肝庇護療法を受けています．とくに日常生活に問題はなく，自覚症状もありませんが，腹部エコー検査で脾臓が12 cmに腫れて大きくなっている（腫大）といわれています．腫大した脾臓に対して，どうすればよいでしょうか？ 何か治療法はあるのでしょうか？
【既往歴】1960年に輸血後肝炎を発症
【血液検査】AST（=GOT）値 40～50 IU/L，ALT（=GPT）値 50～60 IU/L，血小板 14万/μL ★72歳★女性

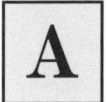

腫大した脾臓を脾腫といいます．脾腫は慢性肝炎のある方ではしばしばみられます．脾腫自体は心配することはなく，脾腫に伴い，血小板数の低下や胃や食道の静脈瘤が多くみられるようになることが問題となります．ご質問の方の場合，血小板の数値も正常範囲ですので，脾腫に対する治療の必要性はないと思います．

　重要なことは肝硬変への進行の有無と思われますが，まずは腹部エコー検査やCT検査で肝臓に腫瘍の発生がないかどうかを調べるとともに，肝硬変へ進行している可能性がないのか，上部消化管内視鏡検査で胃や食道に静脈瘤が発生していないかなどを検査してもらうことが大切です．

病態　B型肝炎とC型肝炎の違い

Q 11 C型肝炎だけでなく，B型肝炎も取りあげてほしいです。B型肝炎とC型肝炎の違いについて教えてください。
★55歳★男性

A 日本の肝臓がんの原因は，その8割がC型肝炎ウイルス，1割がB型肝炎ウイルスに起因しています。B型もC型肝炎ウイルスも発見され，診断法も確立されているばかりでなく，感染予防や肝臓がんの発生を阻止するための方策も確立されつつあることから，C型肝炎だけでなくB型肝炎に対する啓発も重要なことです。日本では，肝臓がんの撲滅を目指して2002年から，老人保健法に基づきC型肝炎ウイルスならびにB型肝炎ウイルスの検診事業が導入されました。

B型肝炎とC型肝炎で大きく異なっている点は，B型肝炎の場合，母子間感染や幼少時期のウイルス感染では高い確率でウイルス保菌者（ウイルスキャリア）になること，この保菌者の8～9割が特別な治療なしに健康保菌者（無症候性キャリア）として一生を過ごすこと，一方では急に悪化して短期間に肝硬変に進行したり，肝不全という病態で死に至る場合があること，肝臓がんはどの年代からも発生し，軽い慢性肝炎の状態からも肝臓がんが発生してくることなどです。このような状態は，C型肝炎ではほとんどみられません。

なお，Q 83（⇨p 116～120）でB型肝炎ウイルスやC型肝炎ウイルスに感染したときの自然経過を図に示しています。参考にしてください。

生活　肝臓病を患っている人の飲酒について

Q12 肝臓病を患っている場合，アルコールは絶対に飲んだらダメでしょうか？　飲んでもよい場合は，どの程度であれば，飲んでもいいでしょうか？　★65歳★男性

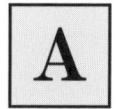

A　肝臓病といっても，軽い障害から，症状が進行して肝機能が非常に低下した状態まであります。また，病気の原因もさまざまです。したがって，肝臓病を患っているすべての方に共通のお答えをすることはできません。

　しかし，肝臓病の方はすべてアルコールが絶対にダメというわけではありません。アルコールが原因で肝臓病を患ったわけではないことが第一条件ですが，肝機能がそれほど低下しておらず（少なくとも黄疸や腹水・むくみがない），肝炎の活動性が低く安定している［AST（＝GOT），ALT（＝GPT）が低値で安定している］方は，適量のアルコールを飲むことは可能でしょう。最も重要なことは，アルコールに関してセルフコントロールができるかどうかです。一度飲み出したら最後，やめることができない方は，はじめから飲むべきではありません。飲んでよいアルコールの量というのは難しいご質問ですが，1合のお酒を肝臓が処理するためには3時間半かかるといわれています。1日に飲む適量としては，日本酒1合（ビール大瓶1本，焼酎6：お湯4のお湯割り1杯，ウイスキー水割りダブル1杯）というところでしょう。ときに多く飲むとしても3合まで。週に2日は休肝日というところではないでしょうか。このあたりは，肝臓専門医としても意見が分かれるところかもしれません。

　付け加えますと，たばこはお酒と同程度に肝障害を促進します。また，肝臓での発がんを促進するとされています。C型肝炎の方は，お酒と同様，たばこも意識される必要があります。ぜひ禁煙をおすすめします。

種別アルコールを比較した場合のアルコール濃度

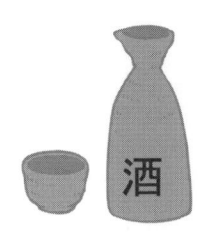

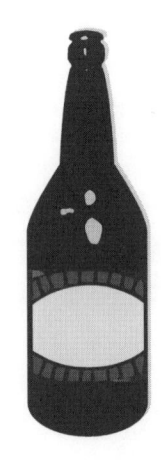

日本酒 1合　＝　ビール（大瓶）1本　＝　ワイン 1杯

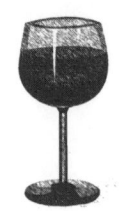

治療　C型肝炎の治療

Q13 私は，輸血によってC型肝炎ウイルスに感染して40年近くになると思われます。腹部エコー検査によると，軽い慢性肝炎であると説明を受けていますが，血液検査ではAST（＝GOT）が170〜280 IU/Lと高値を示しています。強力ネオミノファーゲンシー（強ミノシー）の注射を受けると，副作用のために，日常生活に支障をきたします。そのため，自分に合った治療方法が何なのか，主治医にも伝えられず悩んでいます。最適な治療法について助言をお願いします。　　　　　　　　　　　　　　★62歳★女性

A 他の血液検査の結果（血小板，クンケルなどの膠質反応，線維化マーカー）の検討も必要ですが，エコーでは軽い慢性肝炎ということですので肝臓の線維化はそれほど進展していない状態と思われます。しかし，AST（＝GOT）が170〜280 IU/Lと高値が続いているとのことですので，肝炎の活動性は非常に高いと思われます。したがって，肝臓の線維化（肝臓の炎症が繰り返されることにより徐々に肝臓が硬くなること）の進展を防ぐには，できるだけ早く肝炎を鎮静化することが望まれます。

　最善の治療は，C型肝炎ウイルスを駆除して肝炎を完治させることですので，インターフェロン治療ということになります。C型肝炎ウイルスのタイプとウイルス量を検査され，インターフェロン治療の可能性を主治医に検討してもらうことをおすすめします。

　ウイルスの量やタイプから予想される効果の点から，あるいは予想される副作用からインターフェロン治療が困難である場合は，さまざまな肝庇護療法を駆使して肝炎の鎮静化を目指すことになります。ご質問の方の場合，強ミノシーの副作用がどのようなものかわかりませんが，最も有効な肝庇護

法は強ミノシーと考えられますので，投与量などを変えるなどして，副作用に対処することも考えられるとよいのではないかと思います。

　強ミノシーが副作用のため使用できず，ウルソデオキシコール酸（ウルソ）その他の肝庇護薬を試みても肝炎を鎮静化することができない場合，少量のインターフェロンを肝炎の鎮静化・肝臓がんの発生抑制を目的として長期に用いる方法も最近行なわれています。そのためにインターフェロンをご自宅で注射（自己注射）することもできるようになっています。

治療　C型肝炎の治療

Q14 私はC型慢性肝炎ですが，日常生活にとくに支障はありません。しかし，献血に行った際に「C型肝炎のため，献血はできません」といわれました。再度，献血ができるようになりたいのですが，治療法はありますか？　治療によって肝炎が治れば，献血に行きたいです。　★60歳★男性

A　（Q75の回答もご参照ください。⇨p 107）

まず，献血をしていただくことはたいへんありがたいことであり，とても大切な行為であると医療従事者として感謝を申し上げます。

現在，C型肝炎ウイルス持続感染者（C型肝炎ウイルスキャリア）から完全にウイルスを駆除するには，インターフェロンの単独投与か，ペグインターフェロン・リバビリン併用療法を6カ月から1年間投与する方法しかありません。これらの治療法を行なえば，治療を受けた方の約5割はウイルスの完全駆除が可能です。

現状では日常生活に支障がなく，症状がみられなくても，献血のことよりご自身のC型慢性肝炎の治療時期を定期検査によって探ることのほうが重要ではないかと思われます。また，たとえ治療によってC型肝炎ウイルスが完全に駆除されても，献血はできないことになっています。

なお日本赤十字社では，献血の基準を設けています。献血される方，輸血される方の安全のために下記の方は献血ができません。詳細は，日本赤十字社のホームページをご覧ください（http://www.jrc.or.jp/sanka/blood/terms/index.html）。

1. 特定の病気にかかったことのある方
2. 服薬，妊娠中・授乳中，発熱等の方
3. エイズ，肝炎などのウイルス保有者，またはそれと疑われる方
4. 輸血歴・臓器移植歴のある方
5. ピアス（場合によって可）
6. 1年以内に刺青を入れた方
7. 1年以内に予防接種を受けた方
8. 出血を伴う歯科治療（歯石除去を含む）をした方
9. 海外旅行者及び海外で生活した方
10. クロイツフェルト・ヤコブ病（CJD）の方，またはそれと疑われる方

| 治療 | C型肝炎の治療と日常生活 |

Q15 C型肝炎が悪くなるのを待つより，少しでも悪くならないようにしていく方法はないのでしょうか？

★62歳★女性

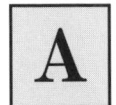

A 悪くならないようにする治療法としては，インターフェロン治療や肝庇護療法（強力ネオミノファーゲンシー，ウルソ，小柴胡湯などの投与）があります。投薬以外にはアルコールをひかえる，鉄制限食などに切り替える方法があります。p5をご参照ください。

治療　C型肝炎の治療法と適応

Q16　私は，55歳頃に肝炎を指摘され，その後この肝炎がC型肝炎であることが判明しましたが，76歳になるつい最近まで何の治療もしていませんでした。2005年6月上旬，肝機能値の数値が悪くなりました［AST（＝GOT）191 IU/L，ALT（＝GPT）163 IU/L，γGTP 82 IU/L］。現在，4カ月にわたって治療を行なった結果，どうにか正常値に戻りましたが，まだ治療中です。C型肝炎の積極的な治療（インターフェロン治療）を始めたほうがよいと主治医からいわれましたが，具体的にはどうしたらよいでしょうか？
★76歳★女性

A　C型肝炎と診断されてからかなりの年月がたっていますので，肝臓がんの発生の有無を含めた肝臓病の進行具合を把握することが重要です。このことは，AST，ALT，γ-GTP値だけではわかりません。血小板数や腹部超音波検査，CT検査などの画像検査，あるいは肝生検などで総合的に判断する必要があります。高齢であっても，また肝炎が進行している場合であっても，必ずしもインターフェロン治療をあきらめる必要はありません。他の合併疾患がないかなどを検討し，インターフェロン治療が可能かどうかみてもらいましょう。

　インターフェロン治療が無理な場合は肝庇護療法（強力ネオミノファーゲンシー，ウルソ，小柴胡湯など）でALT値をなるべく正常に近づけておくことが重要です。

治療　C型慢性肝炎に対する治療法の選択

Q17 現在，73歳でC型肝炎に対して強力ネオミノファーゲンシー（強ミノシー）の注射をしていますが，肝機能値の数値は下がりません。別の病院ではインターフェロン治療をすすめられましたが，過去に受けたインターフェロン治療では効果がありませんでした。今後，どんな病院で，どのような治療を受けるべきか，よいアドバイスを教えてください。　　　　★73歳★女性

A 現在，肝機能［AST（＝GOT）・ALT（＝GPT）］の値がどの程度かわかりませんが，60 IU/L 未満でしたらそのまま強ミノシーの注射を続けてもよいかもしれません。あるいはウルソなどの内服の肝庇護薬が使われていなければ，経過をみるという方法もあるでしょう。なお AST や ALT 値の基準値は，各医療機関によって異なりますが，60 IU/L 以上という数値は明らかに高い値といえます。

　AST値や，ALT値がかなり高く，肝線維化の進展が危惧される場合は，他の方法で肝炎の鎮静化を試みる必要があるでしょう。この場合，インターフェロン治療が候補としてあがります。ウイルスのタイプが2aまたは2b型で，ウイルス量も少ない場合は，ウイルス駆除により肝炎の完治を目指すことも可能でしょう。

　それ以外の場合，過去のインターフェロン治療が無効であったことを考えると，ウイルス駆除を目指すことは難しいと思われます。そこでインターフェロン治療の目標を肝炎鎮静化とします。そのためには少量のインターフェロンを長期にわたって注射する方法があります。具体的には持続型インターフェロンの少量を週1回注射します。

　いずれにしても，最適な治療法を検討する場合，AST値やALT値以外のさまざまな指標を用いて肝臓を評価する必要があり，肝臓以外の身体的評

価も必要になります。肝臓専門医がいる病院（インターネットで検索することができます）を受診し，十分相談されることをおすすめします（⇨p125をご参照ください）。その際は診療上の無駄を省くためにも，今まで診療を受けていた主治医に，臨床経過や過去の治療が記載された紹介状を書いてもらうとよいでしょう。

治療 | インターフェロンの治療効果

Q18 インターフェロン治療を受けるには，マイナス面がかなりあるのではないかと判断し治療を断念しておりました。インターフェロン治療を受けるデメリットとメリットについて教えてください。　　　　　　★68歳★女性

A 　Ｃ型慢性肝炎に対するインターフェロン治療を開始した場合のデメリットは，日常生活にある程度の制約を受け，また医療費を支払うという経済的負担を強いられることでしょう。さらに，個人差や程度の差はあるものの，副作用を経験することがあげられます。

　しかし，インターフェロン治療の最大のメリットは，ウイルスを完全に消すことや，肝炎が沈静化することによって肝臓がんの発生を抑えられる点であり，デメリットを上回る大きな治療効果を期待できることだといえるでしょう。

治療　インターフェロンの治療効果

Q19 2005年6月中旬よりC型肝炎の治療（βインターフェロン）を6週間受け，現在ウイルス検査では陰性になっています。主治医の話では，たとえ陰性になっても6カ月以内にまたウイルスが出てくる可能性があるとのことです。なぜ，いったん消えたウイルスが出てくるのでしょうか？　また，私は肝臓の線維化が進んでおり，現在線維化の程度が2といわれています。もしもまたウイルスが出てきた場合は，今後さらに線維化が進むのでしょうか？　またその場合の治療はどうすればいいのでしょうか？　すぐに他のインターフェロンを投与したほうがいいのでしょうか？　　★47歳★女性

A ウイルスの陰性とは通常血液検査での結果です。ところが肝臓には血液中の10倍の濃度のウイルスがいますので，血液中で陰性化していても，肝臓にウイルスが残っていることがあり，インターフェロン治療を終了した後に再びC型肝炎ウイルスが血液中に出てくることがあるのです。

　ウイルスが出てくると線維化が進む可能性があります。しかし線維化の程度が2ですし，年齢が47歳ですので肝硬変になるには10～20年かかると推測されます。また，インターフェロンβ治療でウイルスが陰性化していますので，最新のインターフェロン治療でも高い効果が得られると予想されます。もしC型肝炎ウイルスが再出現した場合には，数年以内にインターフェロン治療をお受けになることをおすすめします。

| 治療 | インターフェロンの治療効果 |

Q 20 私は現在53歳で，C型肝炎を患っています。定年後の60歳になってからインターフェロン治療を受けると遅いでしょうか？ 治療を受ける時期について教えてください。

また，C型肝炎ウイルスの数は，どのようにすれば減らすことができるでしょうか？ 減らすための方法について教えてください。最後に，C型肝炎ウイルスの型（1a，1b，2a，2bなど）によってインターフェロンの治療効果が異なると聞いていますが，どんな型でもC型肝炎ウイルスを駆除できるようになるのは，いつ頃でしょうか？　★53歳★男性

A C型肝炎ウイルス駆除を目的としたインターフェロン治療は，ウイルスのタイプにより6カ月から1年間続けなければならないたいへんな治療です。一度治療を始めたら，副作用以外で仕事や生活上の問題などで中止にはしたくないものです。治療を開始する年齢ですが，一般的には若いほど治療効果も高く，副作用も少ないといわれています。したがって，できるだけ早い時期に開始したほうがよいと思います。

しかし，前述しましたように副作用以外の要因で中止しないためには，仕事や家庭での大きなイベントなどを考慮して開始時期を決められることをおすすめします。仕事をしながらインターフェロン治療を受けられている方も非常に多く，とくに問題はないようです。

血液中のC型肝炎ウイルス量は，自然経過でかなり変動していることが知られています。しかし，変動する理由も，メカニズムもまだ解明されてはいません。現状では，ウイルス量を確実に減らす方法としては，インターフェロン治療以外に認められたものはありません。

現在，インターフェロン治療（インターフェロン・リバビリン併用療法を

含む）を行なうことにより，C型肝炎ウイルス2aおよび2b型による慢性肝炎の場合，約90％の患者さんでウイルス駆除ができるようになりました。一方，1b型（1aは日本ではあまりありません）の場合，ウイルス量が少なければ70〜80％の駆除率が望めますが，多い場合には50％に低下します。1b型が日本のC型肝炎の70％を占めますので，インターフェロンの治療成績がずいぶん向上したとはいえ，まだまだ問題は残されています。インターフェロン以外の治療法はまだ開発段階であり，ウイルスの型にかかわらず，完全に治療できる見込みはまだないといわざるを得ないのが現状です。

C型肝炎ウイルスの型

- C型肝炎ウイルスは，血清型（セログループあるいはセロタイプ）によりI型とII型に分けられる。
- さらに遺伝子型（ゲノタイプ）によりI型は1a，1b，II型は2a，2bに分けられる。
- 日本人に最も多いのは1bであり，全体の約70％を占める。

セログループ	ゲノタイプ	日本の割合
I型	1a 1b	日本ではまれ 約70％
II型	2a 2b	約20％ 約10％

※ 保険診療では，セログループの測定しか承認されていません。

治療　インターフェロンの治療効果

Q21 C型肝炎ウイルスがマイナスになれば，硬くなった肝臓でも元気な肝臓に戻るのでしょうか？
★58歳★男性

A 戻ります。ウイルスが陰性になれば，ALT（=GPT）値も正常化しますし，肝臓の線維化も次第に少なくなってきます。

ただ，その状態まで肝臓が回復するにはしばらく時間がかかります。肝臓の組織を顕微鏡でみた場合，線維化が1段階改善するには，4年かかるとされています。したがって，線維化段階が4（肝硬変）の方は，まったく線維のない正常の肝臓に戻るには理論上20年近くかかるわけですが，肝臓の働きは1～数年で正常近くに戻ります。

肝臓の線維化と発がん率

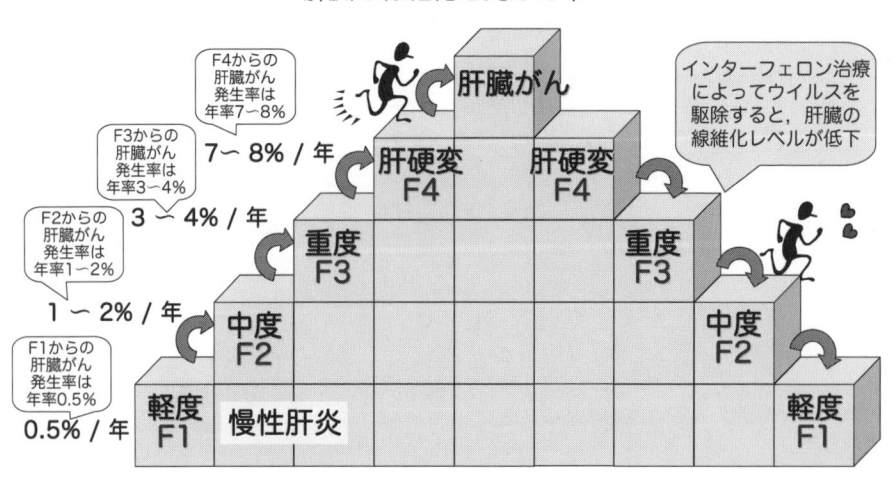

- F4からの肝臓がん発生率は年率7～8％
- F3からの肝臓がん発生率は年率3～4％
- F2からの肝臓がん発生率は年率1～2％
- F1からの肝臓がん発生率は年率0.5％

7～8％/年：肝硬変 F4 → 肝臓がん
3～4％/年：重度 F3
1～2％/年：中度 F2
0.5％/年：軽度 F1 ／ 慢性肝炎

インターフェロン治療によってウイルスを駆除すると，肝臓の線維化レベルが低下

※ Fは線維化を表します。

治療　インターフェロンの治療効果

Q 22 私は，4年前にインターフェロン治療を受けました。最近の治療効果率との比較について教えてください。
★42歳★女性

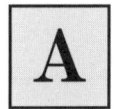

A 1992年から始まったインターフェロン治療は，2003年，2004年と新しいインターフェロン治療の導入によって飛躍的に治療効果が上がりました。

まず，セログループⅠ型（ゲノタイプ1b型）で高ウイルス量の方は，インターフェロン治療によるウイルスの駆除率が低く，インターフェロンのみの治療の著効（ウイルスがインターフェロン治療終了後に消失していること）率は5〜6％でした。しかしインターフェロン・リバビリン併用療法

インターフェロン治療の変遷

厚生労働省に承認を受けた年	インターフェロン治療法
1992年	インターフェロン（単独）承認 ウイルスの駆除率は約5％（1型でウイルス量が多いタイプの場合）
2001年	インターフェロン・リバビリン併用療法　承認
2002年	インターフェロンの使用期間の制限撤廃　承認 肝臓がんを防ぐ少量長期投与が可能に
2003年	ペグインターフェロン（単独）　承認 週3回投与から週1回の投与に
2004年	ペグインターフェロン・リバビリン併用療法　承認 ウイルスの駆除率は約50％（1型でウイルス量が多いタイプの場合）
2005年	・インターフェロンの自己注射　承認 ・ペグインターフェロン・リバビリン併用療法の適用拡大　承認
2006年	・瀉血療法（※）　承認 ・肝硬変に対しインターフェロン治療（単独）承認

※　インターフェロン治療ではなく，肝臓に過剰にたまった鉄を減少させる治療です。

（24週間）により，著効率は約20％に上がりました。さらに現在ではペグインターフェロン・リバビリン併用療法（48週間）により，著効率は50〜60％に上がっています。

　またゲノタイプ1b型で高ウイルス量以外の患者さんでも，ペグインターフェロン・リバビリン併用やインターフェロンのみの治療で，70〜90％の著効率が得られるようになりました。

| 治療 | インターフェロンの治療効果 |

Q 23 インターフェロンの治療効果を判断するときに使用されるＣ型肝炎ウイルスの検出限界について教えてください。　　　　　　　　　　　★66歳★男性

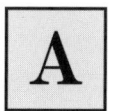

A 　ウイルス検出限界とは，血液（正確には血清）1 mL 中のウイルス量が 50 個未満ということです。検出感度未満の場合はウイルスが血液中にいないという判断をしています。

| 治療 | インターフェロンの治療効果 |

Q 24 私は，新しいインターフェロン治療によってC型肝炎ウイルスがマイナスになり，現在経過観察中ですが，完治の判断はいつでしょうか？ またいったんマイナスになった人が，再びプラスになることはないのでしょうか？

★58歳★男性

A インターフェロンの治療によりC型肝炎が完治したかどうかを判断するのは，治療終了後6カ月めです。その際，血液中のC型肝炎ウイルスがマイナスであればウイルスは身体から完全に消えていると判定します（この状態をウイルス学的著効といいます）。その後は，消失したウイルスが再び検出されることはほとんどありません。

| 治療 | インターフェロンの治療効果 |

Q 25 私は，ゲノタイプ1型で，C型肝炎ウイルス量が3,400 KIU/mL ですが，新しいインターフェロン治療によってウイルスを退治できる率は何％ですか？
★57歳★女性

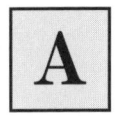

A 血液中のウイルス量が100 KIU/mL 以上の場合，高ウイルス量に分類されます。ご質問の方の場合，ウイルス量が3,400 KIU/mL ですので，高ウイルス量に該当します。Q 22（⇨ p 37〜38）にもありますように，あなたの治療効果は50〜60％です。

C型肝炎ウイルス量

血液中のウイルス量
100 KIU/mL 未満　➡　低ウイルス量
100 KIU/mL 以上　➡　高ウイルス量

※　インターフェロンを使った治療法にはいくつかの種類があります。ウイルスの型と量によって，どの治療をどのくらいの期間行なうかが変わってきます。

治療 インターフェロンの治療効果

Q 26 インターフェロンなどの薬によってC型肝炎ウイルスの活動を抑えていても，ウイルスがゼロになることはあるのでしょうか？ またインターフェロン治療は何歳までできるのでしょうか？　　　★73歳★男性

A インターフェロン治療の目的は，大きく2つに分かれます。

　まず1つめはウイルスを完全に体からなくしてしまうこと（いわゆる著効）を目的にする場合です。この治療がうまくいくと，インターフェロン治療が終了した後も体の中のウイルスはゼロのままとなります。

　2つめは，インターフェロン治療でウイルスが消えない方，合併症などで十分にインターフェロン治療ができない方，高齢者などを対象に，少量（通常の半分程度）のインターフェロンを使って，ウイルスを少しだけ抑えることにより肝臓の炎症を抑え，肝臓病の進行や肝臓がんの発生を抑える目的で行なう場合です。この場合，ウイルスの増殖は抑えられウイルス量は減りますが，ゼロにはなりません。しかしALT（＝GPT）値は正常化する患者さんが多くいます。インターフェロン量が少ないので副作用も少なく，1年以上の長期にわたって投与を続けることが多いようです。

　インターフェロンの治療年齢については，Q 35（⇨p 53）をご参照ください。

治療　インターフェロンの治療効果

Q27 私は現在，インターフェロン治療を受けていますが，6カ月後にC型肝炎ウイルスが陽性のままならインターフェロン治療を中止するといわれました。中止後に肝機能が再び悪化するのではないかと心配です。どうしたらよいでしょうか？
★58歳★男性

A ご質問の方が受けている治療法は，ペグインターフェロン・リバビリンの併用療法を1年間行なう方法だと思います。この治療法では，治療開始後6カ月たった時点で血液中からウイルスが消失していない場合，その後6カ月間治療を継続してもウイルスが完全に身体から駆除されることがほとんどないので，併用療法を中止しましょうという提案だと思います。中止した場合，肝機能が悪化する可能性は少ないのですが，次にどのような対策を立てて中止するかが一番重要となります。

対策には，いくつかの方法が考えられます。まず1つは，ウイルスは消失しなくてもAST値（=GOT），ALT（=GPT）値が治療終了後に持続正常化することをねらってそのまま残り6カ月併用療法を続けることです。他の方法は，インターフェロン単独療法として1回の投与量を少なくするか，あるいは投与間隔をあけるなどして長期間投与する方法があります。これは，肝臓がんの発生阻止に主眼をおいた治療法です。それ以外には，インターフェロンを使用しない瀉血療法（肝臓に過剰にたまった鉄を減少させる目的で定期的に血液を抜く治療法），強力ネオミノファーゲンシーの投与，ウルソの内服などで肝炎の沈静化を主眼においた治療法の導入が考えられます。どの治療法を選択するかは，専門医の意見を聞いたほうがよいでしょう。

治療 インターフェロンの治療効果

Q28 私は，C型肝炎に対するインターフェロン治療は3度めです。現在ウイルスはゼロになったと主治医からいわれていますが，あと5カ月は注射を続行すべきだといわれています。あと5カ月の注射でC型肝炎が完治したことになるのでしょうか？ ★73歳★男性

A 現在，治療を開始して何カ月になるのでしょうか？ 治療前のウイルス量とウイルスのタイプは何でしょうか？ インターフェロンの種類は，持続型でしょうか？ 治療はインターフェロン単独でしょうか，リバビリンと併用でしょうか？ これらの疑問が明らかにならないと，有用なお返事ができないようです。

ただ，インターフェロン治療中，C型肝炎ウイルスの反応をみるには血液中のウイルスを測定する方法しかありません。血液中からウイルスが消失しても，必ずしも肝臓からウイルスが消失したことにはなりません。血液中からウイルスがゼロになったといわれても，さらに十分な治療を行なう必要があります（通常，1年もしくは半年の治療が必要です）。インターフェロン治療によりC型肝炎が完治したかどうかを判断するのは，治療終了後6カ月めです。したがってインターフェロン治療中にたとえウィルスがゼロになったとしても，その時点では100％の完治を確約することはできません。

治療　インターフェロンの投与法について

Q 29 私は，現在インターフェロン治療を受けていますが，AST（＝GOT）値やALT（＝GPT）値の数値が100 IU/L前後あり，なかなか下がりません。しかし，100μgのインターフェロン量を投与されると体がきついので，50μgの量の投与を受けています。こういう場合，入院治療によりインターフェロン量を100μgに増やしたほうがいいのでしょうか？　日々の生活にとくに不自由は感じておりませんが，AST値やALT値の数値が下がらないので不安を感じています。今後どのような対策をとればよいのか教えてください。　　　　　　　　　　　　　　　　　　　　　　★70歳★女性

A ペグインターフェロンの投与を受けている方からの質問だと思いますが，情報が少ないので明確な回答ができません。ご質問にお答えするには，まず，治療開始からどれくらいたっているのか，いま血液中のC型肝炎ウイルス量がどのような状況になっているのか，さらに，日常生活には不自由のないきつさとのことですが，そのきつさの程度はどのようなものなのか，治療前の肝炎の程度がどの程度であったかなどの情報が必要です。

　これらの情報をもとにして，かかりつけの先生や専門医に再度相談されることをおすすめします。

　なお，ペグインターフェロン・リバビリン併用療法を受けたときに，副作用のために用量を減量しても，ウイルスの駆除率にさほど影響を及ぼすことはありません（p 67の図表をご参照ください）。したがって，ご質問にあるようなインターフェロンの量を増量する目的のために入院加療する必要性はあまり意味がないと思います。

治療　インターフェロン治療について

Q30 インターフェロン治療を考えています。詳しい治療方法や種類を教えてください。

★50歳★男性

A インターフェロンには、ペグインターフェロン、インターフェロンα、インターフェロンβなどの種類（いずれも注射薬）があり、現在、ペグインターフェロンにリバビリンという内服薬を併用する治療が一般的になっています。ペグインターフェロンは通常週に1回皮下に注射します。インターフェロンαは自宅で自己注射ができるようになり、頻繁に受診しなくてもすむようになりました。インターフェロンβは、静脈内に投与しますが、肝硬変患者にも保険適応となりました。

　いずれにしても、患者さんの状態や目的に応じてインターフェロンの種類を使い分け、治療を行ないます。厚生労働省の研究事業から標準的な治療法が示されていますので、次ページの表と図をご参照ください（「厚生労働科学研究費補助金、肝炎等克服緊急対策研究事業2006年度版」を一部改変）。

表1 2006年度C型慢性肝炎の治療ガイドライン一部改変
初回投与（今までにインターフェロン治療を受けたことがない場合）

初回投与	セログループⅠ型	セログループⅡ型
高ウイルス量 1 Meq/mL 100 KIU/mL 以上	ペグインターフェロン・リバビリン（48～72週間） ＊インターフェロン単独長期（2年間）	ペグインターフェロン・リバビリン（16～24週間） ペグインターフェロン単独（48週間） ＊インターフェロン単独（24～48週間）
低ウイルス量 1 Meq/mL 100 KIU/mL 未満	インターフェロン単独（24週間） ペグインターフェロン単独（24～48週間）	インターフェロン単独（8～24週間） ペグインターフェロン単独（24～48週間）

＊ペグインターフェロン・リバビリン非適応症例

表2 2006年度C型慢性肝炎の治療ガイドライン一部改変
再投与（今までにインターフェロン治療を受けたことがある場合）

再投与	セログループⅠ型	セログループⅡ型
高ウイルス量 1 Meq/mL 100 KIU/mL 以上	ペグインターフェロン・リバビリン（48週間） ペグインターフェロン単独（48週間） インターフェロン単独長期（2年間）	
低ウイルス量 1 Meq/mL 100 KIU/mL 未満		ペグインターフェロン・リバビリン（24週間） ペグインターフェロン単独（48週間） インターフェロン単独（48週間）

図1 ウイルスの型 Ib 型，高ウイルス量のペグインターフェロン・リバビリン非適応症例に対するインターフェロン単独長期療法のガイドライン（2006年度版一部改変）

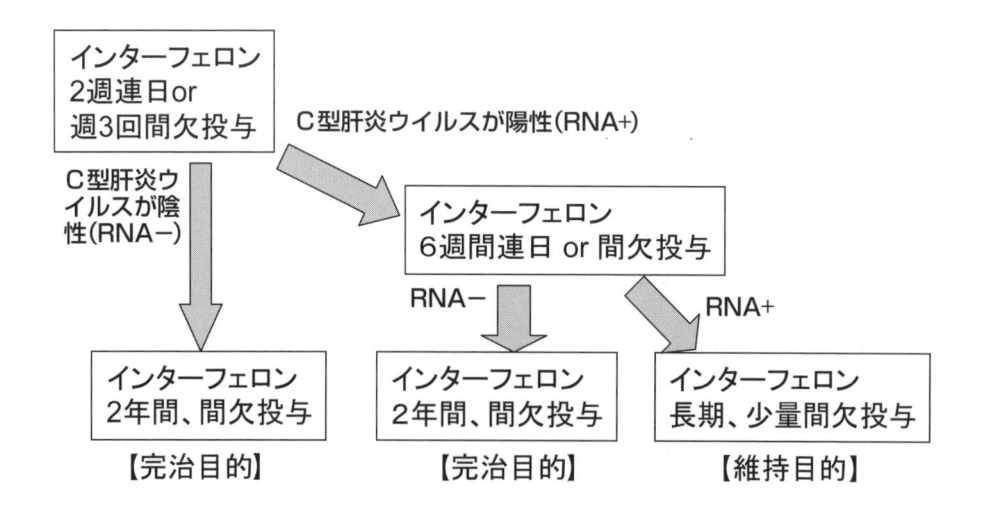

```
┌─────────────┐
│ インターフェロン │
│ 2週連日 or    │──── C型肝炎ウイルスが陽性(RNA+) ───┐
│ 週3回間欠投与  │                                  │
└─────────────┘                                  ▼
      │                              ┌─────────────┐
  C型肝炎ウ                            │ インターフェロン │
  イルスが陰                            │ 6週間連日 or  │
  性(RNA−)                            │ 間欠投与      │
      │                              └─────────────┘
      │                              RNA−  │    │  RNA+
      ▼                                    ▼    ▼
┌─────────────┐   ┌─────────────┐   ┌─────────────┐
│ インターフェロン │   │ インターフェロン │   │ インターフェロン │
│ 2年間、間欠投与 │   │ 2年間、間欠投与 │   │ 長期、少量間欠投与│
└─────────────┘   └─────────────┘   └─────────────┘
   【完治目的】         【完治目的】         【維持目的】
```

治療　インターフェロン治療について

Q 31 セログループⅡ型に対するインターフェロン・リバビリン併用療法の保険適応は将来可能でしょうか？　またセログループⅡ型に対するインターフェロン・リバビリン併用療法の治療期間とウイルスの陰性化率（ウイルスが身体から完全に消える率＝著効率）との関連について教えてください。　★73歳★男性

A 　2005年12月末からセログループⅡ型（ゲノタイプ2a，2b型）の高ウイルス量の患者さんに対してペグインターフェロン・リバビリン併用療法が保険適応になりました。治療期間は24週です。また，国内でも臨床試験が既に行なわれており，そのときの結果は，43人中38人の方（88.4％）でウイルスの陰性化（著効）が得られました。つまり，ほとんどの患者さんが治癒するということになります。

　一方，はじめて治療を受ける（初回投与の）場合，セログループⅡ型（ゲノタイプ2a，2b型）でウイルス量の低い患者さんは，まだインターフェロンのみの治療しか受けられません。しかしウイルス量は変動することが多く，何回か測定して高い値が出れば高いほうを基準に治療をしたほうがよいので，高ウイルス量が確認された場合は，ペグインターフェロン・リバビリン併用療法を受けたほうがよいでしょう。

　また以前にインターフェロン治療を受けて最終的にウイルス陰性化が得られなかった患者さんは，少ないウイルス量であってもペグインターフェロン・リバビリン併用療法を24週間受けることができます（再治療）。p 47の表をご参照ください。

治療　インターフェロン治療の適応について

Q32 C型肝炎を指摘された後，何年後までにインターフェロン治療を受けたほうがよいでしょうか？　現在57歳です。　　★57歳★女性

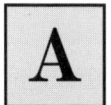

A C型肝炎の方は，50歳を超えた時期から肝臓がんの発生率が急激に高くなってきます。したがって，理想としては，肝臓がんの発生を抑えることを目標としているインターフェロン治療を50歳になる前に受けたほうがよいと思われます。しかし，50歳以降に治療を行なった場合にも肝臓がんの発生を抑えられることが証明されていますので，できるだけ早めに治療を開始したほうがよいでしょう。

治療　インターフェロン治療の適応について

Q33 私は現在74歳です。C型慢性肝炎に対してウイルスを駆除するためのインターフェロン治療を受けることができるでしょうか？　年齢的にインターフェロン治療は無理だと聞きました。現在，血液検査では，クンケル値とチモール値が異常に高値です。
★74歳★女性

A 　クンケル値とチモール値はインターフェロン治療と関係ありませんので，ご心配はいりません。
　年齢に関しては，以前は65歳くらいまでの方にインターフェロン治療を行なっていたのですが，最近では70歳を超える方にも行なうようになってきました。年齢だけで単純に決めるのではなく，精神的，肉体的年齢が重要です。久留米大学で治療を受けられた患者さんの最高齢は77歳です（2008年5月現在）。p53もご参照ください。

治療　インターフェロン治療の適応について

Q34 私は，15年前にC型慢性肝炎と診断されましたが，大した自覚症状もないため放置していました。最近，通院するようになり，慢性肝炎に対して内服と注射による肝庇護療法を受けています。現在60歳ですが，インターフェロン治療は効かないと主治医からいわれました。私の場合，インターフェロンの適応有無はいかがでしょうか？　　★60歳★女性

A 　ご質問の中の「インターフェロンが効かない」というのは，おそらくインターフェロンによりC型肝炎ウイルスが消えないという意味だと思われます。しかし，インターフェロンには，肝炎の病態悪化（肝臓の線維化，肝硬変への進展）や肝臓がんの発症を抑制する効果があります。

　また，2005年から日本で行なわれるようになったペグインターフェロン・リバビリン併用療法は，1年間行なうと従来のインターフェロン治療に比べてウイルスが消える効果が飛躍的に上がり，約半数の割合の方が完治できるようになりました。このような最新の情報を含め，専門医の説明を聞くことをおすすめします。

治療　インターフェロン治療の適応について

Q35 私は，C型肝炎に対して現在ウルソ錠を服用中です。インターフェロン治療については，医師から「年齢や症状（比較的安定）から見合わせたほうがよい」といわれました。今後の治療方針などについてご指導，ご助言をお願いします。

★73歳★男性

A インターフェロン治療を行なう場合には，年齢も1つの適用条件として検討されます。それは，年齢が高くなるほどインターフェロン治療の導入に際して危険因子となる高血圧，脳血管疾患をはじめとする肝疾患以外の合併症を有する率が高くなることや，実際に高齢者にインターフェロン・リバビリン併用療法を行なった場合，65歳以上の患者さんでは治療を最後まで完遂（かんすい）できない方が多いためです。しかし最近では，適応条件を満たせば70歳を超える方にもインターフェロン治療を行なうようになってきました。現状では，自覚症状やAST（＝GOT）値，ALT（＝GPT）値は，あまり治療の適応条件としては重要視されていません。

　したがって，基本的にはいわゆる暦年齢や症状だけで治療の適応を決定するのではないことを理解しておく必要があるでしょう。その方の一生の中で肝臓がんの発生を抑えることがどれほど重要であるかを考えながら治療方針を決定することが重要です。

治療 インターフェロン治療の適応について

Q36 C型肝炎の病状が悪化している場合，どの程度までインターフェロン治療を受けることができるのか教えてください。インターフェロン治療の適応に関する判断基準について知りたいです。　　　　　　　　　★57歳★女性

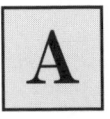

A インターフェロン治療を受けられるかどうかの判断で最も重要なのは，C型肝炎が肝硬変まで進行しているかどうか，進展しているのなら初期の段階かそうでないかということです。
　肝硬変の中でもより進行した肝硬変（腹水，黄疸などがある方）にはインターフェロン治療はかなり困難です。軽い肝硬変であれば，インターフェロンを投与できるかどうかの決め手になるのは通常血小板数の低下です。血小板数の少ない方（6〜10万/mm^{3}以下の方）は，インターフェロン量のさじかげんが必要になります。それよりさらに血小板数が少ない場合は，脾臓へ行く血流を止めたり，脾臓摘出などを行ない，インターフェロン治療を行なう場合があります。C型肝炎が進行している患者さんの場合，インターフェロン治療の適応については専門医に判断してもらうほうがよいでしょう。

治療　インターフェロン治療の適応について

Q37 肝硬変初期と診断された場合，ペグインターフェロン・リバビリン併用療法は保険適用外となるのでしょうか？　★58歳★男性

A 保険診療上，「肝硬変」と診断されれば，たとえ肝硬変の初期であっても進行していても，現状では肝硬変に対するペグインターフェロン・リバビリン併用療法は適用外となります。ただ，インターフェロンβ単独投与は肝硬変であっても保険適用が認められています。

しかし血液生化学検査だけでは肝硬変初期と進行した慢性肝炎とは区別がつきません。また実際に（肝生検などで）肝臓の中をのぞくと，同じ肝臓であっても肝硬変と慢性肝炎の部分が混ざっていることがあり，両者の区別が難しいことがしばしばあります。問題は，このような肝硬変初期の患者さんは将来肝臓全体が肝硬変になって肝臓がんができやすいということです。したがって，肝硬変初期と診断された場合，インターフェロン治療はむしろ積極的に行なったほうがよいと考えられます。

ただ，肝硬変初期の患者さんは血小板数や白血球が少なかったり，高齢の方が多く，他の病気をもっていたりすることが多いので，注意して治療を行なう必要があります。黄疸や腹水があるような進行した肝硬変の方ではインターフェロン治療は難しいと思われます。

治療　インターフェロン治療の副作用について

Q38
❶C型慢性肝炎に対するインターフェロン治療の副作用について、教えてください。　　　　★66歳★女性
❷私は現在、インターフェロンによる治療を受けていますが、高熱などの副作用が強く出る人とさほど強く出ない人がいると聞きます。インターフェロンの治療は、患者個々の体質に合わせて薬の種類を変えたり、量を変えたりするのでしょうか？　　★65歳★男性

A
❶副作用としては、発熱・関節痛・頭痛・倦怠感（けんたい）・うつ状態・食欲不振・体重減少・脱毛・発疹・皮膚のかゆみ・甲状腺機能異常などがありますが（⇨p9）、従来のインターフェロン治療と比べると、副作用の程度は軽くなっています。しかし、従来の治療に比べて白血球や血小板の減少そして貧血症状がやや多いので、インターフェロンを投与する前に血液検査が必要になっています。

❷インターフェロンを投与した場合、発熱をはじめとして種々の副作用が現れます。自覚症状として現れる発熱・全身倦怠感・関節痛などのインフルエンザにかかったときのような症状は、治療開始早期に強く、次第に軽くなるのが普通です。

しかし、こうした症状がなかなか軽くならなかったり、血液検査でわかるような副作用が出てくる場合などは、インターフェロン量や併用する薬剤を調節したり、副作用を軽減するための薬物の投与などをこまめに行ないながら治療を継続するように努めます。インターフェロン治療中に現れてくる身体の変化を主治医に報告することや家族や周りにいる方々の支えや協力が、この治療法を成功させる重要なポイントになります。また治療を開始する前に、インターフェロンの投与によって副作用が出やすい体質かどうかの全身的な検査を行なった後に、治療を開始することも重要です。

治療　インターフェロン治療の副作用について

Q 39

❶私は，肝臓がんの治療後に，2005年7月から3カ月にわたってペグインターフェロン・リバビリン併用療法を受けていましたが，副作用で全身にひどい発疹（ほっしん）が広がったために治療を中止しました。治療を中止したら，発疹は治りましたが，インターフェロン療法を再開するとまたひどい発疹が出るのではないかと心配です。私のようなケースでは，どのように治療を行なえばよいでしょうか？　　★73歳★女性

❷ペグインターフェロン・リバビリン併用療法を受けていますが，衣服の化学繊維で皮膚がかゆくなります。アレルギーでしょうか？　　★73歳★男性

A

❶一般にインターフェロンの単独療法と比べ，リバビリンとの併用療法では，皮膚に発疹が出る頻度（単独療法では13.2％，併用療法では29.9％）やかゆみが起きる頻度（単独療法では13.2％，併用療法では29.5％）が高いと報告されています（p 59の図を参照）。

ご質問の方の場合，投与したインターフェロンもしくはリバビリンが体に合わなかったと考えられます。インターフェロンの種類を変えたり，インターフェロンの少量投与を行なうことも1つの方法です。現在開発中で今後発売されるインターフェロンもあります。発疹が治れば，このような工夫によって今後またインターフェロン治療を再開してもよいのではないでしょうか？

発疹の原因について皮膚科医に相談することも重要です。主治医ともよくご相談してみてください。

❷ペグインターフェロン・リバビリンの併用療法では，かゆみが従来のイ

ンターフェロン治療よりも多くみられるようになりました。この原因にはペグインターフェロンの影響が大きいようです。

　ご質問の方の場合，もし治療前から衣服の化学繊維でかゆみが出ていたのであれば，インターフェロンによる治療と直接的な関係はないでしょう。しかし，治療後から皮膚のかゆみがみられるようになったのであれば，今回の治療と関連があると思われます。これは，薬疹といって薬物による皮膚病です。通常は薬をやめないと治らないのですが，ペグインターフェロンの場合，発疹や皮膚のかゆみは徐々に軽減することがあります。なお，発疹に対する治療としては，アレルギーを抑える内服薬や外用剤を使用して改善を図ります。

インターフェロン単独療法（イントロン A®）と
インターフェロン（イントロン A®）・リバビリン併用療法の副作用比較

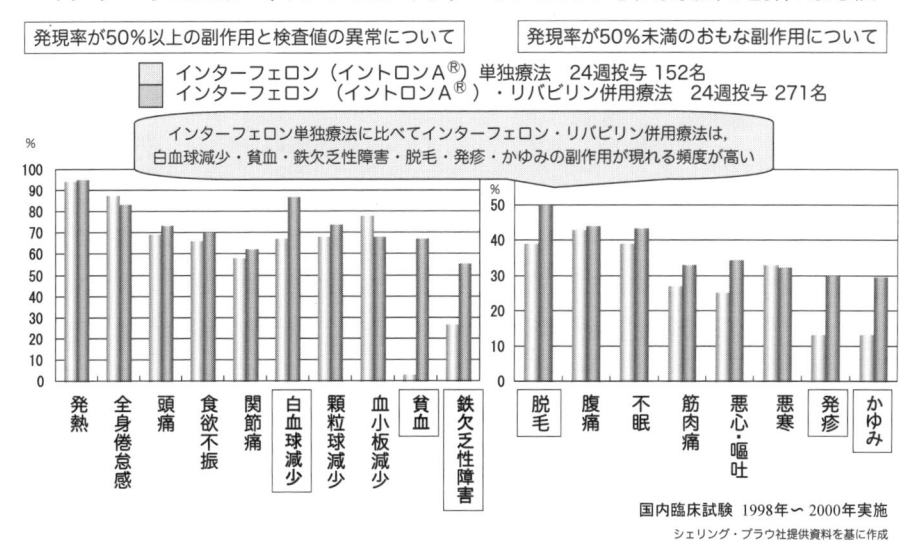

発現率が50%以上の副作用と検査値の異常について　　発現率が50%未満のおもな副作用について

□ インターフェロン（イントロンA®）単独療法　24週投与 152名
■ インターフェロン（イントロンA®）・リバビリン併用療法　24週投与 271名

インターフェロン単独療法に比べてインターフェロン・リバビリン併用療法は，白血球減少・貧血・鉄欠乏性障害・脱毛・発疹・かゆみの副作用が現れる頻度が高い

発熱／全身倦怠感／頭痛／食欲不振／関節痛／白血球減少／顆粒球減少／血小板減少／貧血／鉄欠乏性障害

脱毛／腹痛／不眠／筋肉痛／悪心・嘔吐／悪寒／発疹／かゆみ

国内臨床試験　1998年〜2000年実施
シェリング・プラウ社提供資料を基に作成

ペグインターフェロン（ペグイントロン®）・リバビリン併用療法と
インターフェロン（イントロン A®）・リバビリン併用療法の副作用の比較

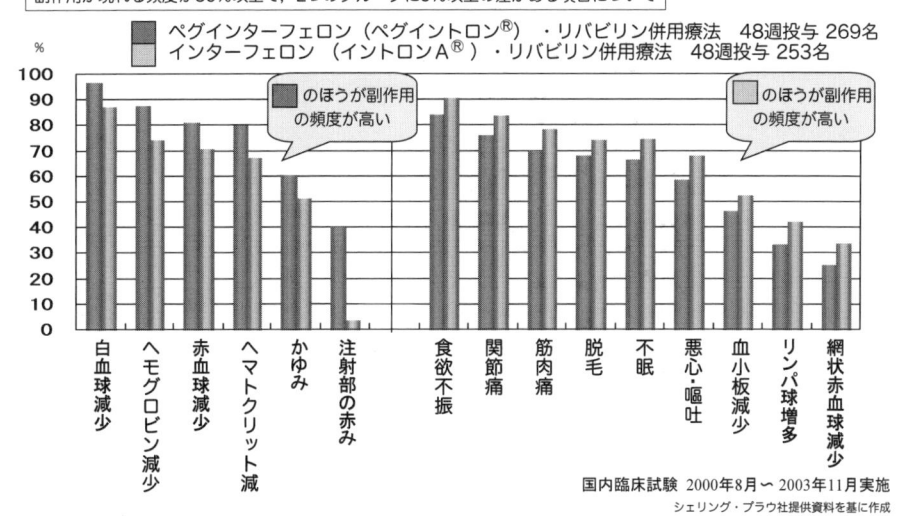

副作用が現れる頻度が30%以上で，2つのグループに5%以上の差がある項目について

■ ペグインターフェロン（ペグイントロン®）・リバビリン併用療法　48週投与 269名
□ インターフェロン（イントロンA®）・リバビリン併用療法　48週投与 253名

■のほうが副作用の頻度が高い　　□のほうが副作用の頻度が高い

白血球減少／ヘモグロビン減少／赤血球減少／ヘマトクリット減／かゆみ／注射部の赤み／食欲不振／関節痛／筋肉痛／脱毛／不眠／悪心・嘔吐／血小板減少／リンパ球増多／網状赤血球減少

国内臨床試験　2000年8月〜2003年11月実施
シェリング・プラウ社提供資料を基に作成

治療 インターフェロン治療の副作用について

Q 40 インターフェロン治療の副作用だと思われる体全体のかゆみ（寝ている間もかきむしっている）に対して薬を飲んでいますが，あまり効果がありません。便通が悪化したためにかゆみ止めの薬も中止しています。かゆみはインターフェロンの注射終了まで続くのでしょうか？　また，近親者に「深海鮫の肝油が肝臓に効く」と奨励する者がいるのですが，インターフェロンの注射を受けながら，深海鮫の肝油を並行して飲んでもいいのでしょうか？

★73歳★男性

A インターフェロン治療に伴う皮膚症状は，比較的多くみられる副作用の1つです。国内臨床試験によると，インターフェロン単独治療では皮膚の発疹やかゆみは各々13.2％にみられました。また，インターフェロン・リバビリン併用療法では発疹やかゆみは各々約30％に認められています（いずれもp59を参照）。経過とともに軽くなることもありますが，治療中続くことのほうが多いようです。一般には，かゆみ止めの飲み薬や塗り薬でできるだけ症状を軽くするようにしますが，インターフェロン治療を完了することが最高の治療ですので，なんとか我慢してもらっているのが現状です。

　肝油は基本的に不飽和脂肪酸を多く含む脂肪とビタミンAやDを多く含みます。深海鮫の場合，この脂肪の大部分がスクワレンという不飽和炭化水素（油）です。スクワレンは化粧品に多く使われるように，皮膚の保湿成分としては非常に有用で，皮膚をみずみずしくし，潤いをもたせます。スクワレンが主成分の皮膚保湿液を外用しますとインターフェロンによる皮膚のかゆみを和らげることが期待されます。成分から考えまして，インターフェロン治療中に深海鮫の肝油を飲んでも問題ないとは思いますが，絶対的な効果

を確約することはできません。
　また，スクワレンは細胞に酸素を供給し，免疫機能を活性化するなどの作用があり，C型肝炎にも有効などといわれておりますが，決して証明されたものではないと思います。

治療　インターフェロン治療の副作用について

Q41 私は，現在C型肝炎に対してインターフェロン治療を受けていますが，副作用のためか具合が悪化してきたために，治療を中止しています。今後どのようにすればいいのか詳しく教えてください。　　　　　★65歳★女性

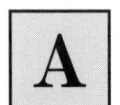

A 　治療の中止は，インターフェロン治療の最終的な治療効果に影響を与える重要な問題であることを認識する必要があります。治療の中止は，ウイルスの駆除率を低下させる要因になるからです。

　ご質問では，具合が悪化してきたために治療を中止しているということですが，最も重要な中止の理由が何であったのかを明らかにしなければ今後どうしたらよいかをお答えすることはできません。まずは中止の理由について詳しい説明を主治医に尋ねることから始めるべきだと思います。Q44の回答もご参照ください（⇨p66〜67）。

治療　インターフェロン治療の副作用について

Q 42 私は，インターフェロン・リバビリン併用療法を受けていますが，治療開始後より下痢や体重減少を認め，体がきつく気力もなくなり，昼間もほとんど横になっています。このまま治療を続けていいのでしょうか？　　★73歳★男性

A　インターフェロン・リバビリンの併用療法は，通常6カ月から1年間の長期にわたる治療となります。したがって，この治療法の場合，日常の生活を治療前と同じように行ないながらC型肝炎に対する治療を行なっていくというのが基本的な方針です。

　ご質問にあるような下痢，体重減少を認め，昼間もほとんど横になっているような状況はあまり好ましいとはいえません。とくに70歳以上の高齢者では日常生活の制限や副作用について慎重な対処が必要となります。もう一度今後の方針について，専門医とご相談されることをおすすめします。

| 治療 | インターフェロン治療の副作用について |

Q43

❶現在，私はペグインターフェロン（商品名ペガシス）の注射を17本打ったところですが，肝機能の数値が下がらないどころか逆に上がり，副作用も多々あります。体力的にもきついのですが，このまま続けたほうがいいのでしょうか？ 継続させるために，副作用を緩和させる方法があるのなら教えてください。　　　　　　　　　　　　　　　　　　　★69歳★女性

❷私は，ペグインターフェロン注射を受けていますが，副作用のためにかえって健康を損ねるのではないかと心配です。このまま体力を持続できるかどうかも不安です。治療の副作用を少しでも緩和する方法について教えてください。　　　　　　　　　　　　　　　　　　　★55歳★女性

A

❶ペグインターフェロンを用いた治療では，しばしばALT（＝GOT）値が上昇することがあります。その理由として，いくつかの要因が指摘されていますが，まだあまりわかっていません。ALT値が上昇したことで，気持ちが落ち着かないということもあるでしょうが，急激にALT値が200 IU/Lを超えるほど上昇したり，あるいは徐々に上昇していくような状態でなければ，あまり気にしなくてもいいでしょう。

体力がもたないほどの倦怠感があるならば，主治医と相談してインターフェロンの量や投与間隔を変えることも副作用の軽減になるでしょう。また，発熱，不眠，気分がすぐれないなどの症状が続くような場合には，解熱剤，睡眠薬，抗うつ剤などを投与することによって治療を継続することが可能になります。Q44の回答もご参照ください（⇨p 66〜67）。

❷副作用には個人差があり，性別や年齢によっても異なります。副作用を軽減する方法はいくつかあります。

まず専門医が診察する場合，通常は治療開始前に副作用が出やすい体質か，その要因をもっているかどうかの判断や検査を行ないます。治療を始めて副作用が出たら，ペグインターフェロンの投与量を調節したり，副作用を軽減する薬を併用したりします（Q44の回答などをご参照ください⇨p66〜67）。詳しくは専門医に相談してください。

治療 インターフェロン治療の副作用について

Q 44 私は，2005年9月1日から5週間にわたって週1回のインターフェロンの注射と毎日朝夕の飲み薬（リバビリン）を併用しています（ペグインターフェロン・リバビリン併用療法）。この治療を始めてから，①下痢が止まらない ②体重が約4kg減り，現在48kg（身長165cm）③体がだるくて何もする気力がなくなり，昼間もほとんど横になっている ④最近は胃が指で押されているような感じがするというような症状があります。このまま治療を続けても大丈夫なのでしょうか？ 今の症状を改善させながら，ペグインターフェロン・リバビリン併用療法を続けるにはどうすればよいでしょうか？ ★73歳★男性

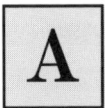

A ペグインターフェロン・リバビリン併用療法により，C型肝炎の治療効果は上がりましたが，副作用が治療継続の妨げとなることがよくあります。

まず，リバビリンの副作用には，貧血や下痢・食欲不振などがあり，貧血による倦怠感も起こり得ます。あなたの訴えの①③④はリバビリンの量を少し減量することで軽減できます。リバビリンは体重に応じて投与量を決めますが，体重が減っている場合は，リバビリンを減量してもかまいません。また，下痢止めや食欲が増進する内服薬を併用するという方法もあります。

次に，従来のインターフェロンに比べ，ペグインターフェロンの副作用は少なくなりましたが，あなたの③④の症状などはペグインターフェロンの副作用とも考えられます。したがって，ペグインターフェロンの投与量も検討すべきでしょう。また，不安を軽減する内服薬や，気分をよくする内服薬を併用する方法もあります。重要なことは，現在の症状を主治医に説明して，治療を最後まで続ける方策を立ててもらうことだと思います。

ペグインターフェロン・リバビリンの減量ならびに中止とその効果（対象者254名）

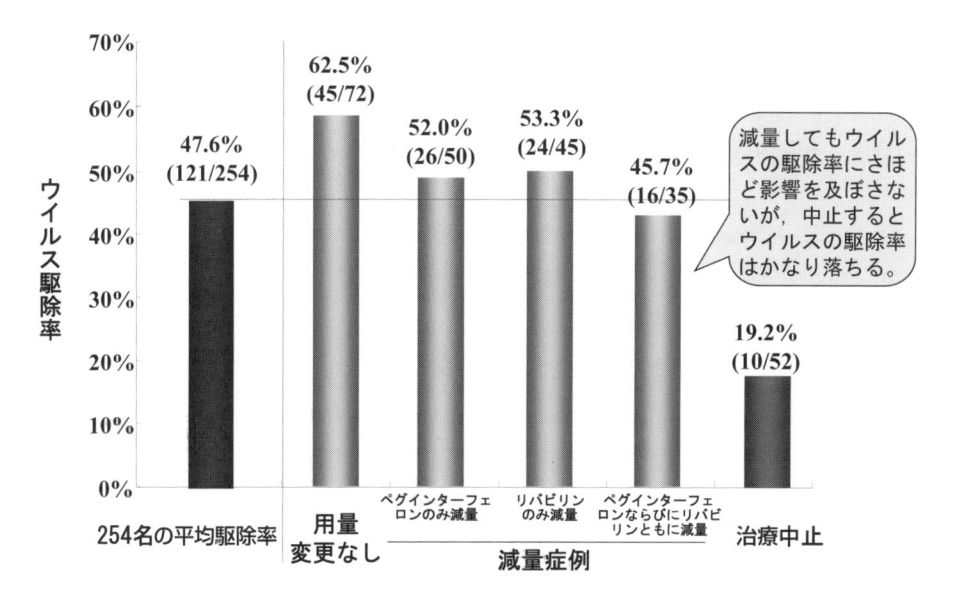

ウイルス駆除率

- 254名の平均駆除率: 47.6%（121/254）
- 用量変更なし: 62.5%（45/72）
- 減量症例
  - ペグインターフェロンのみ減量: 52.0%（26/50）
  - リバビリンのみ減量: 53.3%（24/45）
  - ペグインターフェロンならびにリバビリンともに減量: 45.7%（16/35）
- 治療中止: 19.2%（10/52）

減量してもウイルスの駆除率にさほど影響を及ぼさないが，中止するとウイルスの駆除率はかなり落ちる。

ペグインターフェロン・リバビリン併用療法の副作用（p59下段図表参照）

　国内臨床試験におけるペグインターフェロン・リバビリンとの併用治療において，安全性評価の対象となった269例全例に副作用が認められました。

　おもな副作用は，発熱（95.9％），倦怠感（93.7％），頭痛（90.0％）などであり，臨床検査値の異常は，リンパ球減少（96.7％），白血球数減少（96.7％），好中球数減少（88.8％），ヘモグロビン減少（87.4％），赤血球減少（81.0％）などでした。

治療　インターフェロン治療の副作用について

Q 45
私は，現在ペグインターフェロン・リバビリンの併用療法を受けています。15回の投与でC型肝炎ウイルスが陰性になりました。私の場合，一般的にいわれている副作用はほとんどなく，毎日8時間の労働と週1～2回の5kmのランニングもできています。ただ，最近脱毛が始まりました。これはインターフェロンの投与が終了すれば止まるのでしょうか？　また，これから日常生活に支障のある副作用が出る可能性はあるのでしょうか？　インターフェロン治療のための2週間の入院生活で，辛い物が食べたくなくなりました。4カ月経った今でも同じ症状ですが，これも副作用でしょうか？

★32歳★女性

A
脱毛は通常，治療開始後2～3カ月めに起こります。洗髪時に抜け毛が多いことやブラシやくしにつく髪の毛の量が多くなり気づくことが多いようです。髪の毛が全部抜けてしまうことはありません。残念ながら抜け毛を防ぐ手段はありませんが，治療が終わってしばらくすると，また発毛してもとの状態に戻りますので心配はいりません。

　副作用は半年以内におもな症状（⇨p 9, Q 38, Q 39）が出ますが，半年以降に出ることがある副作用もあります。たとえば甲状腺機能異常，自己免疫性疾患，糖尿病，間質性肺炎などです。ただこれらはもともと発症する頻度が低いため，神経質になる必要はありませんが注意は必要です。

　味覚の変化はかなり多くの患者さんが経験するようです。食事の味がまずくなったなどと訴えられる患者さんも多くみられます。辛い物が食べたくなくなったとのことですが，味覚障害の一種で，インターフェロンの副作用の可能性が高いと考えられます。亜鉛が味覚障害に関係していることがあるので，血液中の亜鉛濃度を一度測定してもらってみるのもよいでしょう。

治療　インターフェロン治療の副作用について

Q 46 インターフェロンの副作用としてうつ病が心配なのですが，副作用のうつ病についてご説明ください。

★69歳★女性

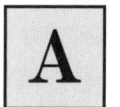

A 　インターフェロン治療には多彩な副作用がみられることが知られています。その多くは「慣れ」で自然に消失したり，比較的簡単な処置で対処できるものです。その中で，多くの患者さんが心配し，インターフェロン治療を受けることを躊躇(ちゅうちょ)する原因となっているのが，うつ病を患うのではないかという心配です。

　報告により大きく異なりますが，治療の中止や何らかの対処が必要なうつ状態は，約10％以下とされています。しかし，インターフェロンの減量や薬物療法など，適切に対処すればインターフェロン治療を完結できることも多いのです。早期に対処することが重要ですので，インターフェロン治療に慣れた医師のもとで治療されることをおすすめします。治療がもたらす結果を考えれば，決して治療を躊躇するべきではないと思います。

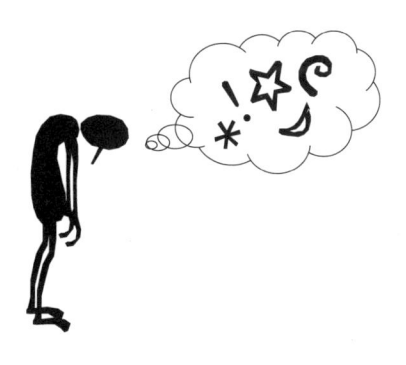

治療 インターフェロン治療の副作用について

Q 47

❶ C 型慢性肝炎に対してインターフェロン・リバビリン併用療法が行なわれていますが，副作用を抑えるためにリバビリンを併用するように開発されたのでしょうか？ 現在は，ペグインターフェロン・リバビリン併用療法が導入されているようですが，やはり副作用は伴うのでしょうか？
❷「フルバスタチン」の併用は現在の併用療法よりもさらに治療効果が上回ると期待されているようですが，まだ市場では使われていないのでしょうか？

★66歳★男性

A

❶インターフェロン・リバビリン併用療法は副作用を防止するためではなく，ウイルス駆除の効果を上げるために行なわれています（⇨p5）。この併用療法でも，発熱・倦怠感・関節痛・脱毛などの副作用は従来のインターフェロン治療と同じようにみられます。しかし発熱の程度は，従来のインターフェロン治療に比べて軽くなっているようです。ただし，併用療法は，従来のインターフェロン治療に比べ，貧血（ヘモグロビンの減少）や食欲不振の症状が出る割合が高くなっています。

❷ご質問のフルバスタチンはまだ研究段階であり，現在，C 型肝炎の治療にはまだ使われていません。岡山大学（加藤教授）や虎の門病院で臨床研究が行なわれているようです。

治療　インターフェロン治療の注意点

Q 48 私は，糖尿病と高血圧症を患っている C 型肝炎の患者です。このような合併症をもっている場合に，インターフェロン治療はできますか？　★65歳★女性

A 　インターフェロン単独もしくはインターフェロン・リバビリン併用療法（以下，インターフェロン治療と略）にはさまざまな副作用があり，糖尿病の悪化や血圧の上昇もその副作用として認められることがあります。また，糖尿病および高血圧症の両疾患をあわせもつ方では，インターフェロン治療により脳出血を引き起こす危険性が高いことも報告されています。このように，糖尿病や高血圧症を患っている方に重い副作用が出る頻度が高いことは事実ですが，インターフェロン治療は唯一 C 型肝炎を根治し得る治療法であり，これまでの日常生活や糖尿病および高血圧の原因を詳細に検討し，インターフェロン治療が行なえるか，慎重に判断する必要があります。

　C 型肝炎ウイルスに感染している方は，感染していない方に比べ，糖尿病や高血圧症をあわせもつ方が多いことが知られています。なぜ，肝炎以外の合併症が多くみられるかは十分には解明されていませんが，最近，「C 型肝炎ウイルスそのものが，糖尿病や高血圧を引き起こす」といった新たな事実が相次いで報告されています。つまり，肝炎だけでなく，糖尿病や高血圧も C 型肝炎ウイルスが原因であるため，むしろそのような合併症があってもインターフェロン治療による C 型肝炎ウイルス駆除がすすめられる場合があります。

　糖尿病や高血圧症を患っている方はそうでない方に比べ，インターフェロン治療による副作用を発症しやすいことは間違いありませんが，一概に「糖尿病や高血圧症をあわせもつ方はインターフェロン治療ができない」という

ことはありません。インターフェロン治療を受ける前に糖尿病や高血圧に対し，適切な診断や治療を行なうことによりインターフェロン治療が可能となる場合もあるため，一度，専門医にご相談ください。

治療　インターフェロン治療の注意点

Q 49 私は，狭心症と心房細動を患っている C 型肝炎の患者です。このような合併者の場合，インターフェロン投与に障害はないのでしょうか？　現在，私が通院する病院には，肝臓専門医はいても循環器内科がありません。循環器内科のある病院でインターフェロン治療を受けたほうがよいのでしょうか？　ゲノタイプは2a型，ウイルス量は200〜300 KIU/mL です。　★55歳★男性

A 　ゲノタイプ2a型で，ウイルス量もあまり多くないので，インターフェロンのみで完治の可能性が十分あります。ただインターフェロンでも不整脈や心不全など心臓への影響を示した報告はありますので，治療前に十分検査を行なって注意しながらの投与が必要です。
　したがって，治療を受ける場合には肝臓専門医，循環器専門医の両方が在籍する病院でインターフェロン治療をお受けになることをおすすめします。

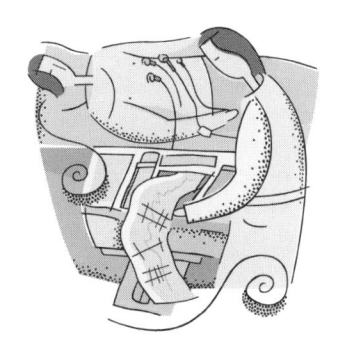

治療　インターフェロン治療の注意点

Q 50 私は現在，緑内障と網膜剝離があります。このような場合，C型慢性肝炎に対して最新の治療ができるでしょうか？　治療することによって，緑内障と網膜剝離が悪化するのではないかと心配です。　　　　★61歳★女性

A 緑内障や網膜剝離の方でもインターフェロン治療は絶対にできないというわけではありませんが，症状の程度が問題です。また肝臓病の程度も重要です。たとえば肝臓病が進行している場合で，緑内障，網膜剝離の程度が軽ければインターフェロン治療を行なうことは可能です。

このように他の病気をもっていらっしゃる方は総合的に判断する必要がありますので，できるだけ専門医の意見をお聞きになるとよいでしょう。

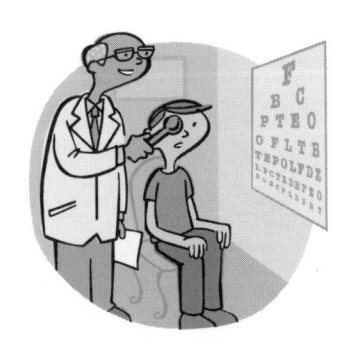

治療　インターフェロン治療の注意点

Q51 現在，私はＣ型慢性肝炎に対して漢方薬を内服していますが，インターフェロン治療の際，漢方薬はどのくらいの期間休薬すればよいのでしょうか？

★69歳★女性

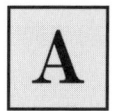

A 漢方薬といっても非常に多くのものがありますので一概にはいえません。一般的に薬の影響をなくす場合には，1カ月程度の休薬期間をおく場合が多いようです。薬の治験（新しい薬の効果や副作用のテスト）の場合も，1カ月から2カ月程度の休薬期間をおくように計画されます。

したがって，1カ月から2カ月程度の期間休薬されればいいのではないかと思います。

| 治療 | インターフェロン治療後の日常生活 |

Q 52 私は肝臓がんの手術を受けたのですが，その後インターフェロン治療で，C型肝炎ウイルスが陰性になりました。今後の食生活や生活面で気をつけること，また肝炎の再燃の可能性（あるいは肝臓がんの再発）などについて教えてください。また，肝臓がんの手術をした後に，バイアグラを服用してもいいのでしょうか？　　　　　　　　　　　　　　　★58歳★男性

A インターフェロン治療が終了して6カ月経過した後も血液中からC型肝炎ウイルスが消失した，いわゆる著効の方は，その後ウイルスが再出現して肝炎が再燃（肝機能検査値が再度上昇）することはほとんどありません。

　しかし，治療によってウイルスが排除できても，それまで続いていた肝炎による肝障害や低下した肝機能はすぐには改善しないので，その肝障害・肝機能に応じた生活が必要となります。ただ，肝炎は完治したわけですので，肝硬変や肝硬変近くまで進展しているのでなければ，基本的には大きな制約は必要ないことが多いと思います。肝硬変まで進展している方では，アルコールやたばこをひかえる，過労や過剰な運動をひかえる，タンパク質やカロリーの摂取量や食事のとり方などの注意が必要なことがあります。主治医にご相談ください。

　一方，インターフェロンが著効した後も肝臓がんの発症や（肝臓がんの治療後にインターフェロン治療を受けた方では）再発の可能性は否定できません。今後10年くらいは画像検査を含む肝臓の検査が定期的に必要です（半年に1回程度）。肝機能によっては問題になることがあるとは思いますが，基本的に肝臓がんの手術とバイアグラの服用には関係がないと思います。

治療　ペグインターフェロン・リバビリン併用療法について

Q53 私は，現在ペグインターフェロン・リバビリン併用療法を受けています（10カ月め）。以前，インターフェロン・リバビリン併用療法を6カ月受けた後に再びウイルスが陽性となり，今回ペグインターフェロン併用療法を受けているところです。現在受けているペグインターフェロン・リバビリン併用療法を48週間受けた後に，ペグインターフェロン単独療法を受けるか否か迷っています。どのような判断で決めればよいでしょうか？　　★56歳★女性

A　インターフェロンは，肝炎の進行（肝臓の線維化の進行あるいは肝硬変）や肝臓がんの発症を抑制する効果があります。したがって，ペグインターフェロン・リバビリン併用療法を48週間行なってもウイルスが駆除できないと考えられる場合には，48週間後にペグインターフェロン単独療法を続けて長期に治療を行なうことがあります。

　必要か否かの判断の1つの目安は，治療開始後6カ月めまでに血液中からウイルスが消失したかどうかです。消失していない場合には，48週以降に単独療法を行なうのもよい方法でしょう。

　ただし，治療中のどの時期までにウイルスが消えたか否かによって，治療終了後の完治率に差がありますので，長期に治療する必要がないこともあります。

治療　ペグインターフェロン・リバビリン併用療法について

Q54 C型慢性肝炎に対して，ペグインターフェロン・リバビリン併用療法を24週間継続した時点でウイルスが消失しない場合，さらに続けて治療するとウイルスが消失したという事例はあるのでしょうか？　★年齢不明★男性

A 臨床試験の成績（254人）からは，24週間継続した時点では約75％の患者さんのウイルスが消失しています。24週から48週までの間に約5％（15人）の方のウイルスが消失しましたが，この5％の方の全員に治療終了後にウイルスの再出現が認められました。なお，残り20％の患者さんではウイルスは消失しませんでした。また別の臨床試験では24週から48週までの間にウイルスが消失した患者さんのうち，わずか1人だけ著効（ウイルスが治療後も消失したままの状態）になった方がいらっしゃいました。このように，24週時点でウイルスが消失しない場合，著効となることは確率的にはかなり低いと思われます。

　しかし別の観点から，ウイルスは消失しなくても治療を続けるメリットがわかってきました。つまり，治療中のトランスアミナーゼ（ALT値）の正常化と治療後にトランスアミナーゼ（ALT値）が安定化（正常を持続）することがあるのです。ALT値が安定化すると肝臓病は進展しにくくなりますので，たとえウイルスが消失しなくても治療は無駄ではありません。24週時点でウイルスが消失しない方は，副作用も考えあわせて治療を続けるか続けないかを決定するとよいでしょう。

治療　漢方薬を用いたC型慢性肝疾患の治療

Q55 C型肝炎に対する漢方薬治療の有効性について教えてください。

★53歳★女性

A 漢方薬には非常に多くの種類があります。健康保険で認められ医師が処方する漢方薬，漢方研究医や町の漢方薬局で調剤される漢方薬，民間療法や健康食品に近いものまであります。保険診療で処方が可能であり，私ども漢方医学を専門としない医師にも処方が可能な薬の中で肝疾患に対して処方される薬の代表として小柴胡湯（しょうさいことう）があります。小柴胡湯は，これまでの臨床経験や臨床研究により，AST（=GOT）・ALT（=GPT）値の低下作用（肝炎の鎮静化）や肝臓がんの予防効果などが認められています。また，茵陳蒿湯（いんちんこうとう）も肝硬変や黄疸に対して用いられています。一般に柴胡剤には肝機能障害に対しての有効性があり，柴胡桂枝湯（さいこけいしとう）や大柴胡湯（だいさいことう）なども病状（漢方医学では症状を含めたその患者さんの状態を証（しょう）といいます）に応じて用いられることがあります。

　漢方薬で病気を治そうとする場合，漢方薬を専門に研究している医師の診察を受け，その病気による証を正しく診断してもらった上で，その証に合った漢方薬を処方・配剤してもらうのが正しい方法です。

　しかしながら，このように処方された漢方薬治療のC型肝炎に対する有効性に関しては，現時点ではまとめて報告されたものはなく（新しい治療法に関して症例数をまとめ，有効性や副作用を報告するのは西洋医学的な考え方ではありますが）きちんとしたコメントができないというのが現状です。

| 治療 | 漢方薬を用いたC型慢性肝疾患の治療 |

Q 56 漢方薬「聯本双脂滴丸」英名「BDD」について教えてください。

★64歳★女性

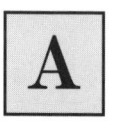

A 聯本双脂滴丸（BDD）の使用経験がないため，使用した経験に基づいた回答はできませんが，調べた範囲でご説明します。

【聯本双脂滴丸】

効能：1. トランスアミナーゼ［AST（＝GOT）・ALT（＝GPT）］の値を下げる　2. 肝臓の解毒機能の増強　3. 肝細胞膜の保護

適応症：

1. 肝機能障害（AST，ALTなどの値が正常値を超えている場合）
2. 慢性肝炎，とくにB型肝炎
3. 慢性肝炎（AST，ALTなどの値が正常値を超えている場合）
4. 肝硬変，肝臓がんなどの予防
5. 血液検査であらゆる肝機能値が異常な場合

成分：聯本双脂（＝ビフェニルジエステル）1.5mg

使用：

1. 通常の服用，1日3回，1回5錠
2. 服用後に症状の改善がみられない方，1日3回，1回10錠
3. 血液検査の結果，肝機能が非常に悪いと判断された方，1日3回，1回10錠
4. 以上の服用の結果，AST，ALTなどの値が正常値に戻った方，1日3回，1回5錠
5. すべての血液検査が正常に戻るまで服用し続ける。正常に戻った後，

さらに3カ月間服用し続けるのが望ましい

　このような形で中国の漢方薬として販売されています。個人で入手するにはインターネットによる購入が考えられます。
　しかし，ASTの値が下がったという使用経験の話は聞いたことはありますが，AST値の低下に比べてALT値の低下は少なく，これらの検査値の改善が実際の肝炎の鎮静化をもたらしているかはわかりません。インターネットで検索しますと，中国において使用した症例の経過をみることができます（発売元による宣伝のようではありますが）。症例の経過に関しましても情報不足で，症例の病状の改善に有効であったということ以外はわかりません。検索してもこれ以上の情報はなく，回答できるのはこの程度です。本剤の使用に関しては個人の責任で服用していただくことになるでしょう。

| 治療 | 肝炎を抑える治療 |

Q57 私は，C型慢性肝炎を患い，現在肝庇護療法を受けています。グルタチオンおよびヒシファーゲンCだけの注射による現在の治療法で大丈夫でしょうか？

★61歳★女性

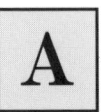

A グルタチオンは，慢性肝疾患における肝障害の改善を目的に使用する注射薬です。慢性肝炎に対する肝庇護療法の目的は，可能な方法を用いて肝炎を鎮静化した状態［AST（=GOT）・ALT（=GPT）］をできるだけ低く，可能であれば正常値（少なくとも60 IU/L以下に）を保つことにあります。ヒシファーゲンCは，グリチルリチンの注射薬で肝炎を鎮静化する働きが比較的強い薬です。これらの注射による治療で現在肝炎が鎮静化しているのであれば，治療の目的を達成しているといえますし，注射の回数を減らしたり，薬を減量したり，服用をやめることも可能かもしれません。

もし，まだAST・ALTの値が高ければ，注射の回数を増やしたり，薬を増量したり，他の治療薬や治療法を試みることも必要かもしれません。質問された方は61歳ですので，ウイルスのタイプや量，肝臓の状態によっては，インターフェロン治療で根治を目指すことも1つの方法と考えられます。

グリチルリチン製剤（注射薬）の販売名（商品名）一覧　あいうえお順

1. アスファーゲン注
2. カロスゲン注
3. キョウミノチン
4. グリチロン注一号
5. グリファーゲンC
6. グリベルチン注
7. グルコリンS注射液
8. ケベラS注
9. チスファーゲン注
10. ニチファーゲン注
11. ネオファーゲンC注
12. ノイファーゲン注
13. ヒシファーゲンC注
14. ミノフィット注
15. レミゲンM
16. 強力ネオミノファーゲンシー

その他

治療 肝炎を抑える治療

Q 58 C型肝炎の飲み薬で，ウルソやミノファーゲンの他に何かありましたら教えてください。

★58歳★男性

A C型肝炎の治療薬は大きく2つに分けることができます。
　1つはC型肝炎の原因であるC型肝炎ウイルスを身体から駆逐することにより完全に治す，いわゆる原因治療のための薬です。インターフェロンやインターフェロンと同時に服用するリバビリンがこれに相当します。

　もう1つは，C型肝炎という肝臓で起こっている火事に水をかけて少しでも下火にして肝臓が傷つかないようにする，この水に相当するのが肝庇護薬です。残念ながら火種であるC型肝炎ウイルスに対してはまったく効果はありません。肝庇護薬には古くから数多くのものがありますが，注射薬の代表がグリチルリチン製剤である強力ネオミノファーゲンシー（多くの製薬会社が同効の製剤を作っています），内服薬の代表がウルソ（ウルソデオキシコール酸，ブラウエ錠などいろいろあります），漢方薬では小柴胡湯（しょうさいことう）などがあります。その他にも内服薬には，プロヘパール，EPL，グリチロンなど保険で肝臓病薬として認められた薬があります。また，酸化を抑える薬などにも効果が期待できる可能性があります。

　いずれの薬も，すべての方に一律に同様の効果があるわけではありませんので，主治医と一緒に最適な薬を見つけることが必要でしょう。

治療　肝炎を抑える治療

Q59 私は，C型肝炎と診断されて25年くらいになります。4年前よりBURAUE（ブラウエ錠）100mgを飲んでおり，現在，肝機能の数値は正常範囲内です。この薬は死ぬまで飲み続けなければけないのでしょうか？　★72歳★男性

A （Q58の回答をご参照ください。⇨p 83）

ブラウエ錠はウルソデオキシコール酸（ウルソ）製剤で，代表的な肝庇護薬です。C型肝炎ウイルスの排除に働くような根本的な治療薬ではなく，肝炎を鎮静化させ，肝線維化の進展を停止させたり遅らせたりすることを目的とした治療薬です。

したがって，肝機能の数値［AST（＝GOT）・ALT（＝GPT）の値］が正常範囲で安定し，肝炎が鎮静化したと考えられる場合は，薬の減量もしくは服用中止も可能だと思います。肝炎が再燃（肝機能検査値が再度上昇）した場合には，再度内服することが必要になります。肝炎の状況により服用を調整する薬と考えてよいでしょう。

ウルソデオキシコール酸（飲み薬）の販売名（商品名）一覧　あいうえお順

1. ウピロン100
2. ウルサミック錠
3. ウルソ錠・ウルソ顆粒
4. ウルデストン錠100
5. ウルデックス
6. ウルデナシン錠
7. ゴクミシン錠・ゴクミシン顆粒
8. シキコール錠
9. ブラウエ錠
10. プレコート100
11. レプター錠・レプター顆粒

その他

| 治療 | 肝炎を抑える治療 |

Q 60 現在，強力ネオミノファーゲンシー（強ミノシー）の注射の回数や量を調節しながら，肝炎の治療を受けています。今後AST（＝GOT）値やALT（＝GPT）値の数値を下げるにはどうしたらよいのでしょうか？　　★73歳★男性

A 慢性肝炎治療の基本は，肝炎をできる限り鎮静化（AST・ALTの値をできるだけ低下）し，肝障害の進展を抑制，あるいは遅くすることです。AST，ALTはできれば正常の2倍以下（60IU/L未満）に抑えたいものです。しかし，そうはいってもなかなか下がらないこともよくあります。

一般には，内服薬（ウルソデオキシコール酸）を用いますが，これだけでは肝炎の鎮静化が不十分な場合はグリチルリチン（強力ネオミノファーゲンシー＝強ミノシー）の注射を行ないます。この治療は，注射が痛いこと，週に何回か病院に通院しなければならないこと以外に大きな副作用はないのですが，それでも長期間注射しますと，血圧が上昇したり，血液中のカリウムの値が低下するなどの副作用が現れることがあります。したがって，AST，ALTの値をみながら適宜注射の量や回数を調整したりします。これらの内服薬や強ミノシーによってAST，ALTが目標値以下にコントロールできている場合には，その投与方法を継続すればよいと思います。

しかし，これらの方法によって目標値にコントロールすることが困難な場合には他の方法を考えることになります。C型肝炎ウイルスの型や量によっては，インターフェロン治療でウイルスの排除（根本的治療）が期待できる場合があります。質問された方の年齢の問題もありますが，ウイルス排除の可能性と副作用とを十分検討されて，インターフェロン治療を行なうこともできるでしょう。

ウイルスの型や量，副作用から根本的治療が困難と思われる場合にはAST，ALTを下げる他の方法を検討することになります。1つの方法としては，少量のインターフェロンを長期にわたって使用する治療法があります。ウイルス排除を期待するのではなく，肝炎の鎮静化を期待してインターフェロンを用います。この場合に投与するインターフェロンは少量ですので，副作用はあまりないと考えてよいでしょう。もう1つは肝臓に蓄積して悪さをしている鉄を減らす治療です。鉄制限食による方法と瀉血療法（肝臓に過剰にたまった鉄を減少させる目的で定期的に血液を抜く治療法）があります。

　以上のようにさまざまな方法を駆使して肝炎を鎮静化させることが重要です。この場合，どの方法がよいという決まった方法があるわけではなく，患者さんひとりひとりにマッチした方法を探すことも重要となります。主治医と十分に相談されることが必要でしょう。

治療　肝臓がんの治療

Q 61 私は肝臓がんと診断されています。AST（＝GOT）値やALT（＝GPT）値の数値が2桁から3桁と高値を示しており，現在内服薬で加療しています。抗がん剤の投与も検討してもらいましたが，73歳という年齢のために治療には踏み込めないでいます。今後，どのような治療を受ければよいでしょうか？

★73歳★女性

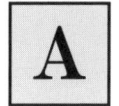

A 肝臓がんの治療にはいろいろな方法がありますが，肝臓がんの状態によって治療法が異なります。また肝臓の機能や全身状態によっても治療法が異なります。

　今回の場合は，AST（＝GOT）値とALT（＝GPT）値が2桁から3桁とのことですが，ASTやALTの値は肝臓の機能ではなく，肝臓がどのくらい炎症を起こして壊されているかをみる指標です（p14の図を参照）。ASTやALTの値が200 IU/L未満ならば，とくに肝臓がんの治療には影響しないと思われます。

　ただ肝臓の機能（①糖質・タンパク質・脂質の3大栄養素の代謝と貯蔵機能　②毒物を分解する解毒機能　③不要なものを排出する排泄機能）が低下した場合の症状である黄疸や腹水，肝性脳症が現れている場合は肝臓がんの治療に踏み切れない場合もあります。

　次に年齢に関してですが，加齢に伴う全身状態の悪化（心肺機能の低下，脳卒中など）で寝たきりの状態や認知症などのため治療に対する認識がない状態を除き，普通の日常生活を営んでいるのでしたら，たとえ90歳でも本人が治療を受けたいとの意思をもっているのであれば治療は可能です。

治療 　精神安定剤を併用する際の注意点

Q62 ウイルス性肝障害（C型慢性肝炎，C型肝硬変，B型慢性肝炎，B型肝硬変など）や慢性肝障害を患っていて，肝臓病に対する肝庇護療法（ウルソや強力ネオミノファーゲンシーなどの注射）あるいはインターフェロン治療を受けながら精神安定剤も内服する場合，患者としてとくに気をつけることがあれば教えてください。　　　　　　　　　　　　　　★75歳★男性

A 　ウイルス性肝炎などの慢性の肝臓病，あるいはその他の慢性の病気を患っていると，心配や不安あるいは体調の悪さ，運動不足などが原因となって不眠に悩まされることはよくあります。その場合，必要以上に心配せず，精神安定剤などの助けを借り，十分な睡眠をとることはむしろ好ましいことだと思います。肝臓病の治療薬と併用することになっても，とくに問題はないでしょう。

　ただ，大事なことは自分勝手に精神安定剤を服用しないことです。肝臓病をみてもらっている主治医に相談するか，主治医に処方してもらうことが重要だと思います。精神安定剤に全面的に頼るのではなく，必要最小限の薬に手伝ってもらうと考えることが大事でしょう。

| 治療 | 肝硬変患者の日常生活 |

Q 63

代償性，非代償性肝硬変の生活における注意点を教えてください。

★62歳★女性

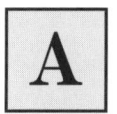

A （Q 68 の回答をご参照ください。⇨p 97）

　肝硬変は，維持されている肝臓の機能によって症状のない代償性肝硬変と症状のある非代償性肝硬変に分けることができます。

　代償性肝硬変は，肝臓自体は肝硬変の状態なのですが，まだ病気の進行としては軽く，肝臓の働きは十分保たれているため，ほとんど症状はなく，日常生活もほとんど支障なく行なうことが可能です。

　なぜ肝硬変まで肝臓の病状が進んでいながらこのように肝機能が保たれるのでしょうか？　肝臓は十分すぎるほどの予備力，およそ必要な力の3倍ほどの予備力をもっているといわれています。つまり，正常の肝臓は1/3程度あれば，必要な仕事を十分にこなす能力をもっていることになります。そこで肝硬変になって肝臓の力が低下しても，この十分な予備力で補充できている間は，ほとんど症状もなく，日常生活も支障なく送れるのです。このような肝硬変の状態を代償性肝硬変といいます。

　しかし，肝硬変がさらに進行したため肝機能の低下が著しくなり，十分な予備力をもってしても追いつかなくなると，黄疸，足のむくみや腹水，血液中のアンモニアの上昇と肝性脳症などの症状が出てくることになります。このような状態を非代償性肝硬変といいます。

　代償性肝硬変の状態で，肝炎の活動性も低く（AST・ALT が低値）安定した肝硬変の間は，日常生活にも大きな制限は必要ありません。常識で考えて，過労は好ましくありませんが，激しくない程度の運動も可能です。ゴルフや楽しむ程度のテニスなどを行なうくらいなら問題はないでしょう。む

しろ過度に安静にして筋肉の減少を招くことは弱った肝臓にとって好ましいことではありません。過度の肉体労働でなければ仕事も問題ありません。しかし，疲れたと感じるときは休息をとることが重要でしょう。

　食事に関しても大きな制限はありませんが，慢性肝炎になったときと同様，バランスのとれた食事と塩分制限，禁酒が必要です。

　一方，非代償性肝硬変の状態まで肝機能が低下すると，食事にも日常生活にも制限が必要となります。過労は絶対に避ける必要がありますし，運動もひかえる必要があります。しかし，絶対安静が必要というわけではありませんので，腹水や黄疸が強いとき以外は軽い散歩程度の運動は必要でしょう。仕事に関しても事務的な仕事などの軽作業は可能です。そして，常に休息を心がける必要があります。食事もタンパク質の制限や食べ方の工夫（1日3食の食事に加え，夜寝る前の軽い食事など）が必要になります。また，便秘は禁物ですので，必要に応じては便秘薬の服用も必要でしょう。

　非代償性肝硬変だけでなく，代償性肝硬変においても，食道静脈瘤や肝臓がんができる危険がありますので，きちんと定期的に受診されることが必要です。

　いずれにしても肝硬変の診断を受けたら，定期的に受診し，血液検査やエコーなどの画像検査をきちんと受けること，必要に応じて薬を飲むことが重要です。

治療　肝臓がんと診断された人の日常生活

Q 64 私は，肝臓がんの治療を受け，退院したばかりです。今後の生活面や食事などの注意点を教えていただきたいです。
★57歳★女性

A 　肝臓がんの患者さんのほとんどが，慢性肝炎や肝硬変を合併しています。そのため，肝臓がんの患者さんの生活面や食事などに関する注意点は，合併した慢性肝炎や肝硬変に準じたものとなります。合併する肝臓病が慢性肝炎の状態ならば，無理のない生活を送るようにすることと，食事内容で制限するものはアルコール以外にはとくにありません。

　肝硬変は症状のない代償性肝硬変と症状のある非代償性肝硬変で生活や食事に関する注意点が異なります。代償性肝硬変の場合は慢性肝炎と同様に普通の生活でかまいません。食事も禁酒と塩分制限を行なう程度でよいと思われます。

　一方，黄疸や腹水が現れる非代償性肝硬変の場合は安静を保ち，便秘にならないよう心がける必要があります。食事では禁酒はもちろん，塩分とタンパク質を制限することが必要です。また免疫力が低下しているため，健康な人が感染してもたいした症状が出ない弱毒菌でも，肝硬変の患者さんが感染すると重い症状を起こす場合があります。とくに夏から秋口にかけては河口付近に生息する魚介類の生食はしないでください。

肝臓病の患者さんへ

　最近,肝臓病や糖尿病の患者さんの間に「ビブリオ・バルニフィカス」という細菌による重篤な感染症が増えています。ビブリオ・バルニフィカスは河口に近い海岸の海水中に存在し,生の魚介類を食べることや,傷口から菌が侵入することで感染します。

　健康な人がこの菌に感染しても下痢や腹痛がみられる程度ですが,肝臓病とくに肝硬変やアルコール性肝臓病,あるいは糖尿病のある患者さんが感染した場合には,たいへん重症となり,死亡することもあります。

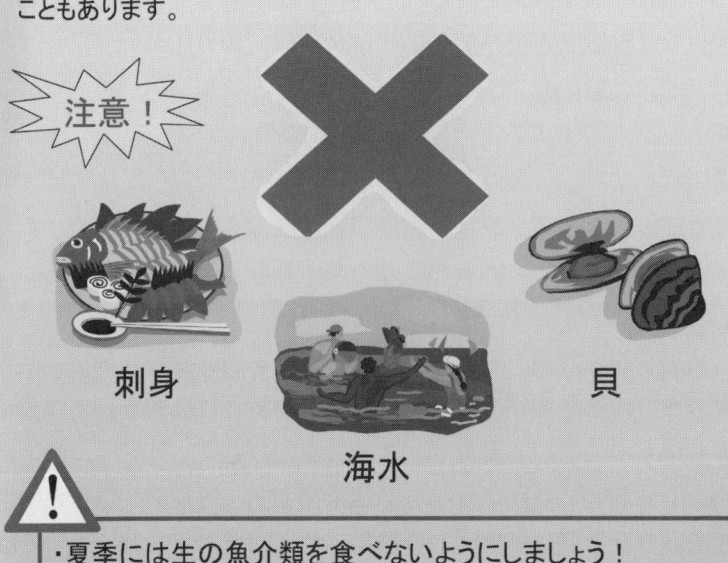

注意！

❌

刺身　　　　海水　　　　貝

- 夏季には生の魚介類を食べないようにしましょう！
- 皮膚に傷があるときは海水に接触しないようにしましょう！
- 疑わしい症状の際には直ちに病院へ行きましょう！

治療　食事療法

Q 65　肝硬変の食事について具体的に教えてください。肝硬変患者にとって，食べるとよいもの，あるいは食べたら悪いものがありますか？　普段のメニューなどを教えてください。
★53歳★男性

A　肝臓病の食事療法は，一般に「高タンパク・高カロリー・高ビタミン」食をとることだといわれています。しかし，肝臓の状態によってタンパク質の摂取量を変える必要がありますので，むやみに高タンパク食がよいわけではありません。また，高カロリー食に関しても，近年のカロリー過剰摂取時代を反映して，肝硬変の方でもカロリー摂取過剰の場合が多く，生活・運動の状況に応じた適正なカロリー食をとることが大切です。高ビタミン食は問題ありません。

　一口に肝硬変といっても，肝機能がほぼ正常を保っている代償性肝硬変の方と，腹水や黄疸，血液中のアンモニアが高く肝性脳症を起こす可能性がある非代償性肝硬変の方では，食事や日常生活に関する注意点が大きく異なります。

　代償性肝硬変の場合にはとくに細かな注意が必要なわけではなく，塩分をひかえ，高タンパク（多ければ多いほどよいわけではなく1日80～90ｇ程度），適正なカロリーの食事を心がけるとよいでしょう。便秘は好ましくありませんので，食物繊維は多くとるほうがよく，高ビタミンも重要ですので野菜や果物を多くとることも必要です。いわゆるバランスのとれた食事を心がけることがよい食事ということになると思います。具体的にはよい食べ物，悪い食べ物というものはあまりありませんが，むしろ他の人やテレビなどのマスコミから得た情報をもとに同じものばかりをたくさん食べるような偏った食事は好ましくありません。

一方，非代償性肝硬変の場合には肝臓の力が低下し，栄養に対する柔軟な対応力が低下していますので，食事に対するより細やかな配慮が必要となります。肝硬変の方は，タンパク質の摂取量が低くなりがちですので，低栄養状態に対処するために高タンパク食が必要ではあるのですが，血液中のアンモニアが高い方は，摂取タンパク量を1日40～50ｇ程度に制限する必要があります。しかもタンパクの質（内容）を考える必要があり，肝硬変で不足する分岐鎖アミノ酸（BCAA：バリン・ロイシン・イソロイシンという3種類のアミノ酸の総称）を補充する必要があります。しかし，どのような食物を食べてもBCAAを十分補充することはできませんので，薬としてBCAAを服用していただくことになります。ただし，1日12ｇのBCAAを服用すると，摂取タンパク量を40～50ｇに制限していても，1日に60～70ｇのタンパクを食べたことになるので注意が必要です。

　また，肝硬変の場合，肝臓の機能が悪くエネルギー貯蔵庫が小さくなるので，1日3食だけでは翌日の早朝は飢餓状態になってしまいます。そのため寝る前に軽く食べるとよいでしょう（1日4回に分けて食事をとります）。食事に関しては栄養士から食事・栄養指導を受けることをおすすめします。

治療　食事療法

Q66 C型肝炎に効果のある食事メニューはどんなものがあるのでしょうか？

★60歳★女性

A （Q 52, Q 65, Q 68 の回答をご参照ください。⇨p 76, p 93, p 97）

　慢性肝炎の状態では慢性肝炎に応じた食事，肝硬変に至れば肝硬変の食事をとることになります。バランスのとれた食事（適正なタンパク質・適正なカロリー食）をきちんと食べることが基本です。

　しかし，慢性肝炎が進行して肝硬変になると，いろいろな原因でタンパク質・エネルギー低栄養状態になりますので，食事には慢性肝炎とは異なった工夫が基本的には必要です。

　C型慢性肝炎における食事・栄養の面からでは鉄の問題に注意する必要があります。C型慢性肝炎では肝臓の中に鉄が過剰に蓄積しているといわれています。鉄は，酸素を人体にとって有害とされる活性酸素やフリーラジカルに変えて，肝病変を進展させると考えられています。したがって，食事から入る鉄を制限し，肝臓に貯まった鉄を減らすことは，C型肝炎に効果のある食事メニューということになるでしょう。（具体的にはQ 67 の回答をご参照ください。⇨p 96）

治療　食事療法

Q 67　私は，血液検査で鉄の数値が高いといわれています。日常の食生活をどのように変えたらいいのか教えてください。また C 型肝炎患者の鉄制限食の程度について教えてください。　　★36 歳★女性

A　（Q 66 の回答をご参照ください。⇨p 95）

　鉄は C 型慢性肝炎の肝障害を進展させるといわれています。したがって，C 型慢性肝炎の方，とくに血液検査で鉄が多いといわれている方は食事中の鉄を減らす鉄制限食がすすめられています。

　この場合，食事の材料だけでなく調理器具や器にも目を向ける必要があります。鉄鍋や鉄のフライパン，鉄製の包丁，南部鉄のやかんなどを調理に用いますと，調理中に鉄が料理に溶け出します。

　食材としては赤い肉類，青魚や小魚，貝類に鉄の含量が多いようです。また，ほうれん草に代表されるように緑の濃い野菜，海草や豆類にも鉄量が多く，ひかえめにすることが必要でしょう。具体的な説明は紙面の都合上，困難ですので，鉄制限食についてまとめてあるレシピ集『テツトルーナ』をご紹介します。

　一方，民間療法としてグリコーゲンが多く肝臓病によいと信じられてきたシジミやレバー，ウコンの一部やクロレラなどの健康食品の一部には鉄分が多いことがわかってきました。これらを肝臓によいと考えて多量に使用しますと，鉄制限食を食べる意味がないことを最後に付け加えます。

　おすすめの本：『グルメディカル・シリーズ／テツトルーナ／C 型肝炎治療食レシピ集鉄制限食のすすめ』　足立　幸彦，垣内　雅彦，岩田　加壽子　著　（昌栄印刷刊）

治療　食事療法

Q 68 肝臓病の食事は「高タンパク・高カロリー」と聞いていますが，現在ではどうなのでしょうか？　私は，33年前の手術の輸血により「血清肝炎」となり，退院後卵・肉・牛乳の高タンパク食を心がけたところ，肝機能が極端に悪化しました。そんな折，玄米・菜食をすすめられ食生活を180度変えたところ，途端に検査結果は好転し，今日まで比較的安定状態を保っています（現在も肉・牛乳はとっていません）。肝臓病食としていわれている「高タンパク・高カロリー」食というのは，間違いではないでしょうか？　自分の体験を通じてそのように感じています。正しい食生活について教えてください。私は，12年前にインターフェロンの治療を受けましたが，C型肝炎ウイルスが消失しませんでした。3年前頃から肝機能検査に多少の悪化が見られるようになったため，2カ月前から強力ネオミノファーゲンシーとウルソ錠を組み合わせた肝庇護療法を続けています。　★75歳★男性

A　（Q 65の回答をご参照ください。⇨p 93〜94）
　肝臓病の食事の基本はバランスのとれた食事ということになります。肝硬変へ進展すると食事に対する配慮が重要となりますが，慢性肝炎の段階では食事に対してそれほど細かい配慮は必要ないと考えます。

　ご質問の肝機能はいわゆるAST（＝GOT），ALT（＝GPT）の数値を指しているのではないかと思います。これらの数値は，本当の意味での肝機能（肝臓の働き）を示すのではなく，肝臓が壊れている程度（肝炎の程度）を示しています。一般的には，肝炎によって壊れた肝臓を再生するためにはタンパクが必要であると考えられますので，高タンパク食がすすめられています。質問された方の血清肝炎の炎症の程度と食事との間に，直接の関係が

ない可能性もあります。肝炎感染初期の炎症が強い時期から慢性化し，徐々に肝炎の程度が弱まって安定化した，自然の経過の可能性もあります。

　ただ，肉や卵，肝臓によいとされているシジミなど，高タンパクの代表とされる動物性食品は一般に鉄の含有量が多く，鉄が肝炎の増悪につながった可能性があります。玄米・菜食にはビタミンや繊維も多く，またお米は良質のタンパク食品ですので非常によい食事だとは思いますが，適度の動物性食品も必要ですので，やはりバランスのとれた食事をおすすめします。

　一口に肝臓病といっても，原因も肝臓の状態も非常にさまざまです。それに対する食事が「高タンパク・高カロリー」食だけで対応できないのはご指摘のように明らかです。ひとりひとりの肝臓の状態に応じた食事に関しましては，主治医や栄養士にご相談いただければと思います。強力ネオミノファーゲンシーとウルソによる肝庇護療法に関しましてはQ58（⇨p83）の回答をご参照ください。

ビタミンA・カロチンを多く含む食品

にんじん　ほうれん草
小松菜　　春菊
にら　　　レバー
うなぎ　　バター
チーズ

ビタミンCを多く含む食品

パセリ　　　ブロッコリー
ピーマン　　高菜
ほうれん草　イチゴ
レモン　　　柿
キウイフルーツ
じゃがいも

ビタミンEを多く含む食品

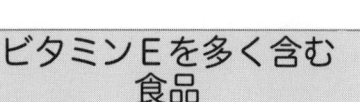

落花生　　胚芽米
大豆　　　ごま油
えんどう豆　いわし
うなぎ　　卵

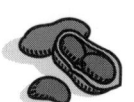

食物繊維を多く含む食品

干し柿　　　ひじき
ライ麦パン　甘栗
いんげん豆（乾）
そら豆（乾）　おから
ポップコーン　糸引納豆

| 治療 | 新しい治療法は？ |

Q 69
❶高脂血症薬スタチン類とインターフェロンの併用療法が，リバビリン併用療法よりも治療効果が大きく上回ることが期待されると聞きました。この療法について先生のご意見ならびに治療を受けられるのかできるのかどうかを知りたいです。
★67歳★男性
❷高脂血症薬がC型肝炎に効くと聞きましたが本当ですか？
★年齢不明★女性

A
（Q 47の回答もご参照ください。⇨p 70）
　高脂血症改善薬であるスタチンのC型肝炎に対する効果の有無は，人の体ではなく，実験レベルでの効果の可能性しか報告されていません（実験ではウイルス量が低下しました）。しかし，今のところ臨床現場では，その効果はまだ明らかではありません。岡山大学（加藤教授）や虎の門病院で臨床研究が行なわれているようです。

治療　日常生活とインターフェロン治療

Q70

❶インターフェロン治療は，入院しないと受けられないのでしょうか？　仕事をしながらインターフェロン治療を受けることは可能なのでしょうか？　　★76歳★男性

❷C型慢性肝炎に対するインターフェロン治療は，はじめに約2週間ほど入院した後，通院治療（週1回注射）と聞いていますが，はじめから入院なしで通院のみの治療は可能でしょうか？　　★67歳★男性

❸インターフェロン治療（併用療法）を受けながら仕事との両立は可能でしょうか？　仕事を続けながらの治療はどのようなものがあるのでしょうか？　　★73歳★男性

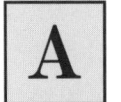

A　基本的には，インターフェロン治療の導入開始時には1～2週間は入院したほうがよいでしょう。とくにご質問の方のように60～70歳代の方ですと急変が起きたときに早く対処できたほうがよいからです。またインターフェロンの副作用である発熱，不眠，食欲不振，吐き気などに薬を使うのですが，入院していれば臨機応変にその種類や量など加減できますが，ご自宅ではその判断が難しい場合もあります。

　仕事に関しては，基本的には続けてもかまいません。しかし副作用の程度が個人によって違いますし，仕事の内容も異なりますので，主治医と相談の上，ご自分でもできると判断された場合は仕事をしても問題ないでしょう。

治療　民間薬を用いた治療

Q71 ウコンは，肝臓によいと宣伝されています。しかし，最近しばしば必ずしも肝臓によいとはいえないということも聞きます。ウコンは本当に肝臓に悪いのでしょうか？
★72歳★男性

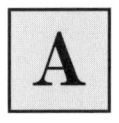

A 　ウコンは熱帯アジア・南インド原産のショウガ科ウコン属の多年草で，主産地はインド・中国・台湾・西インド諸島などです。日本では沖縄が有名です。一般にはカレーの香辛料としてターメリックという名で親しまれています。

　香辛料にはいろいろな成分が含まれており，殺菌や健康効果が注目されています。ウコンには，胆汁の分泌やアルコールの分解を促進するなどの解毒効果があることが知られています。これらの有効な働きは，主要成分であるクルクミンの働きであると考えられています。クルクミンには抗酸化作用や抗炎症作用があり，また，発がん抑制効果があるとされ，注目されています。実験上では，皮膚がんや悪性黒色腫，大腸がんなどに有効とされています。ウコンには春ウコン・秋ウコン・紫ウコンがあり，中でも秋ウコンにクルクミンの含量が多いとされています。

　しかし，昔からいわれている胆汁分泌促進やアルコールの分解促進作用では，二日酔いや消化吸収を助けるとはいえ，C型肝炎に対して有効であるかどうかは不明です。一方，抗酸化作用や抗炎症作用はC型肝炎に対する有効性を予測させます。

　しかし，問題はウコンには比較的多くの鉄が含まれることです。一部のウコンは非常に多くの鉄を含むことが示され，それが健康によいと宣伝されていますが，最近は鉄がC型肝炎の経過によくないことが注目されています。少量とはいえ毎日毎日ウコンを飲み続けると，鉄の蓄積をもたらし，せっか

く鉄制限食を行なっても結局鉄の摂取量が過剰になってしまいます。その結果，ウコンがもたらす抗炎症効果を，ウコンによって蓄積される鉄が打ち消す可能性は十分にあると思われます。

　とはいえ，ウコンがC型慢性肝炎に有効である可能性も完全に否定されるわけではありません。重要なことは，ウコンが肝臓によいと過信して，C型慢性肝炎と診断されているのに検査も行なわずウコンだけを飲んで安心していると，肝炎が進行してしまって取り返しがつかない結果になる可能性があるということです。

| 治療 | 民間薬を用いた治療 |

Q72 本や新聞などには，C型肝炎に対するインターフェロン療法以外の方法として「ステビア草」などの宣伝が載っていますが，効果はどんなものなのでしょうか？ C型慢性肝炎にかかっている人は，"溺れる者は藁をもつかむ"気持ちで，ついいろいろなものに頼ろうとします。正しい知識を得るようにするにはどうしたらよいでしょうか？　★58歳★女性

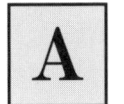

A 新聞や本には，じつにたくさんの治療法，健康食品，民間療法，漢方薬などの記載，宣伝がみられます。これらのものの中には，C型肝炎をはじめとした慢性疾患やがんに苦しむ人々の心を巧みにとらえるような書き方がされています。これらのすべてを否定するわけではありませんが，もちろん肯定するわけでもありません。「わからない」というのが正直な答えです。

　保険診療で私どもが使用している医薬品は，多くの時間をかけて治験を行ない，効果や副作用などが明らかにされた後に認可されますので，安心して，効果を期待して使用することができます。しかし，健康食品などは，保険診療で認可された医薬品ではありませんので，治験などを行なって科学的・医学的な効果や副作用を証明することは義務づけられておりません。したがって，これらに対して正しい知識を得る方法はないと思います。詳しい情報を得たい方は，販売元や製造元に問い合わせを行ない，きちんとしたデータや資料を取り寄せ，さらにその資料を主治医に示してご相談されることをおすすめします。宣伝の記載を信じて使用するかどうかは使用する方の責任においてということになります。決して否定はしませんが，おすすめもしません。

| 治療 | 民間薬を用いた治療 |

Q73 C型肝炎には椎茸菌糸体がいいと聞きましたが，その効果はどうでしょうか？

★60歳★男性

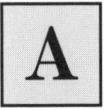

A 椎茸菌糸体の使用経験がないため，その効果に関しては経験に基づく回答はできません。文献その他により調べたものをまとめます。

キノコは栄養価が高く，薬効があることが昔から知られています。中国最古の薬書『神農本草経』にも「肝臓の精気を補い，精神を安定せしめ，長期間食べると心身軽快となり，老化を防ぎ，長寿になり仙人のようになる」と書かれています。

キノコの代表選手である椎茸にはビタミンやミネラル，食物繊維などが豊富に含まれます。椎茸菌糸体は，椎茸菌種を培養し，菌糸体からエキスを抽出したものです。成分として多糖タンパク，ポリフェノールのリグニン，数種類のグルカン，ビタミンB群，食物繊維などが含まれています。多糖タンパクやグルカンには免疫賦活作用や抗腫瘍作用があるといわれ，リグニンには抗ウイルス作用や肝保護作用があるといわれています。これらのことから椎茸菌糸体は肝臓病に有効な機能性食品として使用されています。

しかし，椎茸菌糸体のB型慢性肝炎に対する効能のデータは若干ありますが，C型慢性肝炎に関してはまとまったデータはないと思います。したがって，C型慢性肝炎に対する有効性に関しては，現時点では不明といわざるを得ません。

キノコ類を毎日の食事に取り入れることは丈夫な肉体を保つことに有効かもしれません。

しかし，現在多くの人々が利用している健康食品などが1つの病気に対し

て有効であることを証明するためには，多くの患者さんに試してもらい，一定の割合で有効であることを示す必要があります．また，今後起こり得る副作用を明らかにしなければなりません．

　その効果やまた起こり得る有害な影響に関する証明が行なわれていない機能性健康食品を利用する場合は，個人の責任において使用しなければならないことを理解していただきたいと思います．すすめられたからといって安易に飛びつくのは好ましいことではありません．

| 検査 | 肝臓がんを早期に発見するには？ |

Q 74 私はC型肝硬変を患っており，現在，強力ネオミノファーゲンシー60 mLを週2回注射するという肝庇護療法を受けています。先月のMRI検査で，肝臓にがんらしき影がみつかりました。しかし主治医から「たとえ今がんと確定しても，3カ月後にがんと確定しても，治療方法は同じです」と説明され，とても心配です。今すぐに検査やがんの治療を行なうにはどうしたらよいでしょうか？
【既往歴】10歳でけがのため輸血，55歳でC型肝炎，61歳で肝硬変。
【2005.7月検査】AST（=GOT）103 IU/L，ALT（=GPT）61 IU/L，ALP 403 IU/L，コリンエステラーゼ 122 IU/L，γ-GTP 172/μL，赤血球 355万/μL，白血球 2,900/μL，血小板 5.6万/μL

★72歳★女性

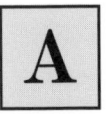

A C型肝硬変からは，年率5〜7％の確率で肝臓がんが発生します。ただ，肝臓がん以外にも良性の腫瘍や前がん病変などが発生します。とくに病変が小さい場合は肝臓がんとの区別がつきにくいために，経過をみる場合もあります。

　今回の場合も病変が小さく，がんとの区別がつきにくいため，3カ月後に再度検査をするようにしたと思われます。たとえ肝臓がんだったとしても，1 cm以下の小さな病変ならば3カ月間で急激に大きくなる可能性は低く，治療法も大きく変わることはありません。

| 検査 | 献血でC型肝炎はわかりますか？ |

Q 75 献血時の検査によって，C型肝炎は判明するのでしょうか？ もしも，「C型肝炎」と判明すれば，その結果は通知してもらえるのでしょうか？

★45歳★男性

A （Q14の回答もご参照ください。⇨p 27）
　1992年以降に献血すると，ほぼ正確にC型肝炎の感染の有無がわかるようになりました。献血結果の通知は献血した個人だけにお知らせするようになっています。
　ただ，献血を検査の手段に使うべきではありません。C型肝炎の疑いがある場合は，医療機関や保健所で検査を受けてください。

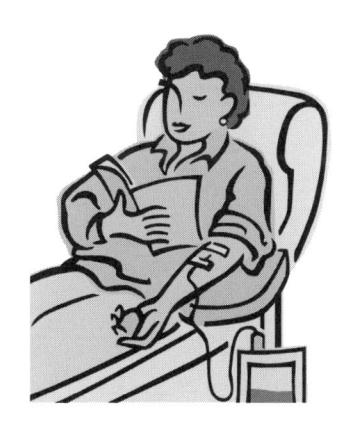

| 感染経路 | C型肝炎ウイルスにはどうして感染するんですか？ |

Q76

❶私は，C型慢性肝炎を患っていますが，いつ肝炎ウイルスに感染したのかわかりません。C型肝炎ウイルスは血液を介して感染すると聞いていますが，過去を振り返って考えると，小学校の頃の予防注射の針の使い回しか，40年前の第一子出産のときの帝王切開の2点が感染経路ではないかと考えています。出産時に輸血をしたかどうかは不明で，現在産院は廃院となっており確認できません。もしも，40年前の帝王切開の際に輸血が行なわれていたのなら，この輸血が原因でC型肝炎ウイルスに感染した可能性が高いのでしょうか？　　　　　　　　　　　　　　　　★63歳★女性

❷手術などの経験もないのに，若い人（26歳）がC型肝炎を発症するのはなぜですか？　　　　　　　　　　　　　　　　　　★52歳★女性

A

❶C型肝炎ウイルスの感染は，血液を介して起こることがよく知られています。感染が確立するには，血液を介してある一定量以上のウイルスが体内に侵入する必要があることがわかっています。

このような結果からみて，皮内や皮下に行なわれる予防注射の場合には，C型肝炎ウイルスに感染する頻度は低いといわれています。

一方，40年前に帝王切開で輸血，あるいは血液製剤の投与がなされているのであれば，このときにC型肝炎ウイルスに感染した可能性は高いでしょう。

❷C型肝炎ウイルスは，血液を介して感染しますが，血液が混じった体液も感染源になります。感染の原因として頻度は高くありませんが，性交渉によっても感染は起こります。

また感染する頻度は低いのですが，医療行為の中で手術以外の何らかの医療行為が感染の原因になっていることもあります。腎透析（じんとうせき）を受けている方の感染率は高いことが知られています。

　他の感染経路としては，刺青，ピアス，不潔な注射器具を用いた覚醒剤の回し打ちなどによって，複数の人が短期間にC型肝炎ウイルスに感染したという報告があります。p 111～113 もご参照ください。

感染経路　C型肝炎ウイルスの感染経路

Q77 亡くなった主人のことについてご質問いたします。主人は，1964年10月（30歳）に航空機事故で輸血を受け，その後，35歳のときに急性肝炎を発症し，以後慢性肝炎，55歳の頃に肝硬変となりました。58歳のときには食道静脈瘤破裂を起こし，定年退職した60歳のときに亡くなりました。最後の6年間で夫の診察を行なっていた主治医には研修医も含まれており，さらに主治医も定期的に変わっておりましたので，きちんとした経過説明を受けておりません。主人が，C型肝炎ウイルスにいつ感染したのかはっきりわかりませんが，1964年10月当時の輸血によって，C型肝炎ウイルスに感染する可能性はあるのでしょうか？

★69歳★女性

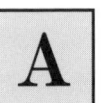

A 1964年当時は，C型肝炎ウイルスはまだ発見されておらず，もちろん診断法も確立されていませんでした。したがって，輸血用の血液にウイルスが入っていたために，輸血が原因でC型肝炎が引き起こされた可能性は否定できません。

ただご主人の場合，輸血から5年が経過して急性肝炎を指摘されたとのことですから，輸血以外の経路によってC型肝炎ウイルスに感染した可能性がないのかどうかも検討する余地があるように思われます。

感染経路　夫婦および家族内感染

Q 78

❶私の夫はC型肝炎です。C型肝炎ウイルスの感染経路は，血液を介して感染すると聞いていますが，必ずしもそうではないとも聞きます。夫婦感染や家族内感染について正しい知識を教えてください。　★65歳★女性

❷C型肝炎は日常生活で家族に感染することがあるのでしょうか？　★59歳★女性

A　夫婦感染についてはごく常識的な日常的生活であれば（性生活も含む）ほとんどないと考えられます。性生活でも，パートナーが性病をもっていたり，高齢者では夫婦感染の報告はありますが，いずれにしても感染の頻度は低いものと考えられます。

家族内感染は，血液に直接ふれたりしたときだけですので，血液に直接ふれたりする行為や，カミソリや歯ブラシなどの共有はやめましょう。ただ血液に直接ふれても，健康な皮膚であれば感染しません。もちろん，血液が付着したと考えられる場合には，水ですぐに洗い流したほうがよいことはいうまでもありません。

感染経路　C型肝炎ウイルスの母子感染

Q 79 子どもが幼い頃に，私がC型肝炎ウイルスに感染していることを知りました．現在，子どもは中学2年生と小学6年生ですが，肝炎ウイルスに感染していないかどうかが心配です．子どもにもC型肝炎ウイルスの検査をしたほうがよいでしょうか？　　★42歳★女性

A 母子間感染の頻度は低く，母親がC型肝炎ウイルスに感染している場合に，子どもが感染する頻度は約10％前後と考えられています．また感染した子どもの約30％は，生後3年までに血液中からウイルスが消失するといわれています．しかし，母子間感染は皆無ではなく，妊婦のもっているウイルス量が多い場合に起こります．ご質問にあるお子さんも，一度はC型肝炎ウイルスの検査を受けたほうがよいでしょう．また母乳ではうつらないとされています．

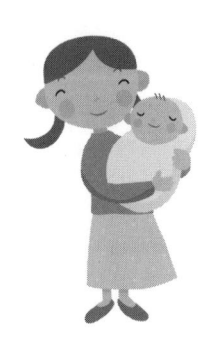

| 感染経路 | B型肝炎ウイルスおよびC型肝炎ウイルスは唾液を介して感染しますか？ |

Q 80

❶C型肝炎は血液からうつると聞きますが，唾液からもうつるのですか？　★81歳★女性

❷ある本に，乳幼児に口移しで食べ物などを与えると，子どもに（B型，C型）肝炎ウイルスを感染させてしまうと書かれていました。どの程度で感染するのでしょうか？　教えてください。
★61歳★女性

A

　最近の研究では唾液にもウイルスがいることが多いことがわかってきました。さらに，唾液にはウイルスがいない方でも，歯肉のすきまの歯肉溝液（歯と歯肉の間には，歯肉溝というすきまがあり，ここからしみ出る液を歯肉溝液といいます）にはウイルスがいるという報告もあります。夫婦間の感染率が低いことを考えると，唾液を介しての感染力は強くはないと考えられます。しかし，自分が肝炎ウイルスに感染していた場合に口移しで食べ物などを与えると，相手を感染させてしまう可能性がないとはいえません。

　また，C型肝炎ウイルスはB型肝炎ウイルスに比べてもともとウイルス量が少ないので，感染させてしまう可能性は低いと考えられますが，口移しをする人のウイルス量が多ければ，C型肝炎ウイルスを感染させてしまう可能性はあるでしょう。さらに，口移しをする人が歯周病などにかかっていて唾液に血液が混じっている場合などには，感染させてしまう危険性が高くなると考えられます。

　神経質になる必要はありませんが，歯ブラシの共有や乳幼児への口移しはやめたほうがよいでしょう。

| 感染経路 | C型肝炎ウイルスは蚊や昆虫を介して感染するんですか？ |

Q81

C型肝炎の人の血を吸った蚊から感染しないのでしょうか？

★42歳★女性

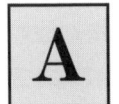

A 蚊をはじめ，昆虫を介して感染することはありません。

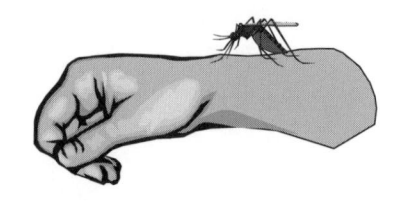

感染　C型肝炎ウイルスの感染力

Q 82　C型肝炎ウイルスが体外に付着した場合，どのくらいの間ウイルスは生存しているのでしょうか？

★59歳★女性

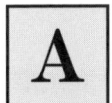

A　C型肝炎ウイルスは体外へ出ても，一定期間生存すると考えられています。しかし生存する期間は，ウイルス量，温度や湿度などにも影響されますので，はっきりとしたことは不明です。

　いずれにしても，血液をみたら，時間がたっているようにみえても感染の危険性があると認識して，水で洗い流したり，次亜塩素酸ナトリウム（商品名キッチンハイターなど）を染み込ませた布でふき取るなどの対処をするほうがよいでしょう。

116　感　染

感染　重複感染

Q83　B 型肝炎から C 型肝炎になることがありますか？
　　　　　　　　　　　　　　　　　　　★64歳★男性

A　「ウイルス肝炎の特徴と A 型，B 型，あるいは C 型肝炎ウイルスに感染した後の経過」を図に示します。
　B 型肝炎と C 型肝炎は，それぞれ別々のウイルスによって引き起こされますので，B 型肝炎が直接 C 型肝炎に移行することはありません。ただ，B 型肝炎を引き起こす B 型肝炎ウイルスと C 型肝炎を引き起こす C 型肝炎ウイルスの両方に同時に感染したり（重複感染といいます），B 型肝炎ウイルスに感染したことのある方がその後 C 型肝炎ウイルスに感染したり，その逆の場合もあります。
　したがって，このような場合には，どちらのウイルスが肝炎のおもな原因であるかを検討する必要があります。

ウイルス肝炎の種類と特徴

	A型肝炎	B型肝炎	C型肝炎	D型肝炎	E型肝炎
原因のウイルス	A型肝炎ウイルス	B型肝炎ウイルス	C型肝炎ウイルス	D型肝炎ウイルス	E型肝炎ウイルス
おもな感染源感染経路	患者の便で汚染された生水, 生の貝類, 経口	血液, 体液	血液	血液, 体液	患者の便で汚染された生水, 生もの, 経口
母子感染	なし	あり	あり(まれ)	あり	なし
発症しやすい年齢	全年齢層	青年	青年, 壮年	青年(B型キャリア)	全年齢層
劇症肝炎	あり(まれ)	あり	あり(まれ)	あり	なし
キャリア化	なし	あり	あり	あり	なし
慢性化	なし	あり	あり	あり	なし
肝がんの発生	なし	あり	あり	あり	なし

経口感染のA型, E型肝炎は慢性化しないが, 血液感染のB型, C型, D型肝炎は慢性化して肝臓がんを招くのが大きな問題。

A型肝炎ウイルス感染後の経過

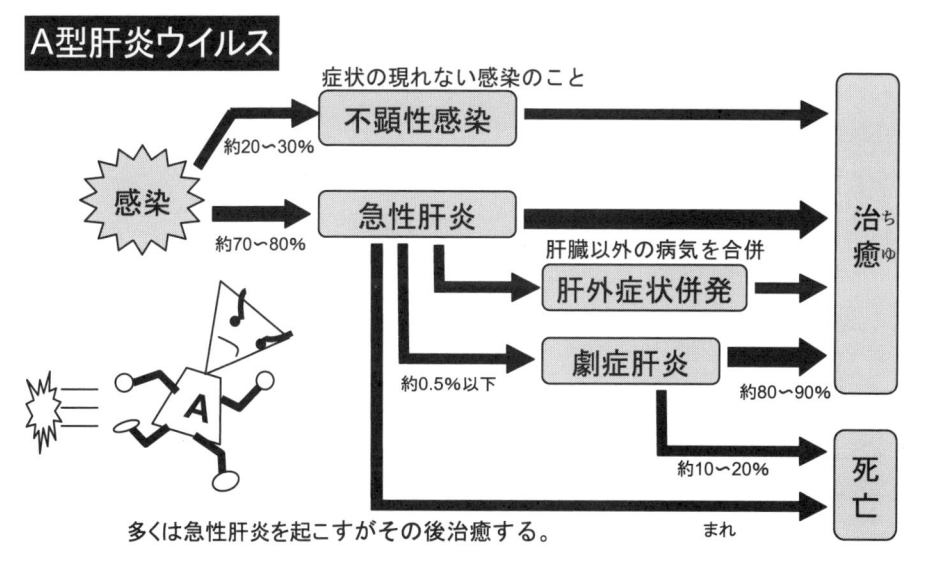

A型肝炎ウイルス

感染 → 不顕性感染(症状の現れない感染のこと) 約20〜30% → 治癒

感染 → 急性肝炎 約70〜80%

急性肝炎 → 治癒

急性肝炎 → 肝外症状併発(肝臓以外の病気を合併) → 治癒

急性肝炎 → 劇症肝炎 約0.5%以下
- 劇症肝炎 → 治癒 約80〜90%
- 劇症肝炎 → 死亡 約10〜20%

急性肝炎 → 死亡 まれ

多くは急性肝炎を起こすがその後治癒する。

B型肝炎ウイルス感染後の経過

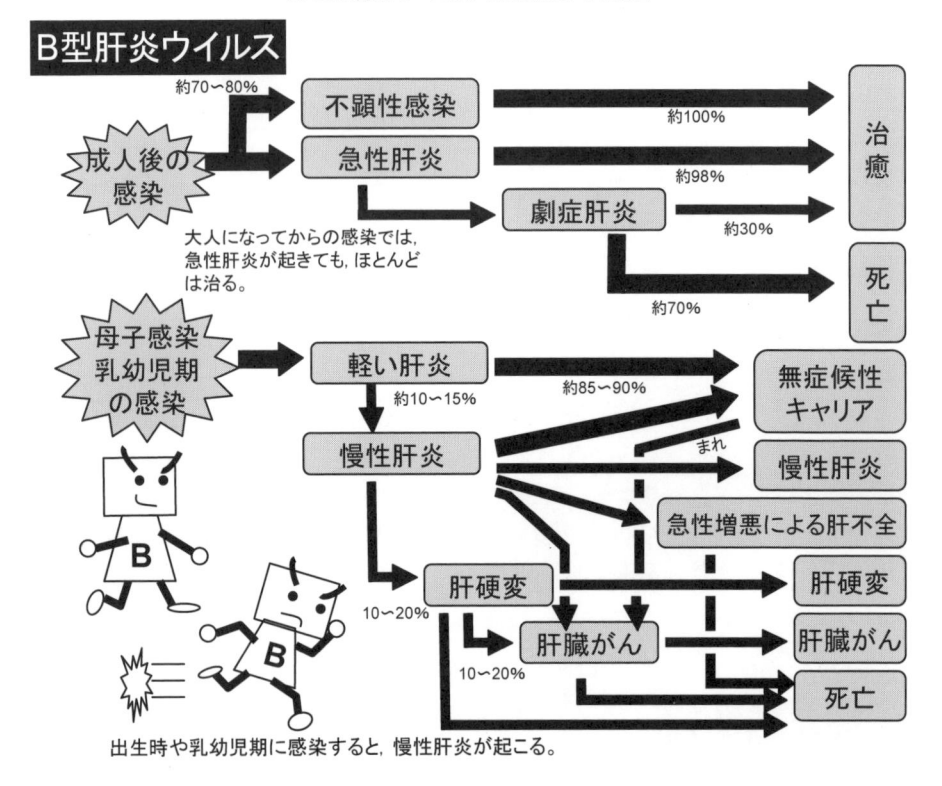

B型肝炎ウイルス

- 成人後の感染 約70〜80%
  - 不顕性感染 → 約100% → 治癒
  - 急性肝炎 → 約98% → 治癒
    - 劇症肝炎 → 約30% → 治癒
    - 劇症肝炎 → 約70% → 死亡

大人になってからの感染では，急性肝炎が起きても，ほとんどは治る。

- 母子感染・乳幼児期の感染
  - 軽い肝炎 → 約85〜90% → 無症候性キャリア
  - 軽い肝炎 約10〜15% → 慢性肝炎
    - 慢性肝炎 → まれ → 慢性肝炎
    - 慢性肝炎 → 急性増悪による肝不全
    - 慢性肝炎 10〜20% → 肝硬変 → 肝硬変
    - 肝硬変 10〜20% → 肝臓がん → 肝臓がん
    - → 死亡

出生時や乳幼児期に感染すると，慢性肝炎が起こる。

C型肝炎ウイルス感染後の経過

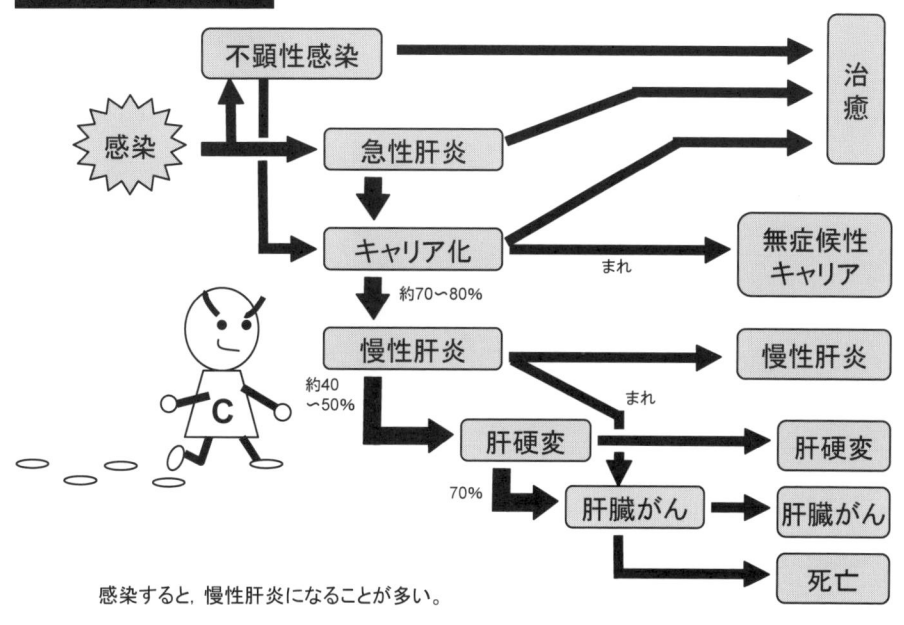

C型肝炎ウイルス

感染 → 不顕性感染 → 治癒
感染 → 急性肝炎 → 治癒
不顕性感染 ⇄ 急性肝炎
急性肝炎 → キャリア化
感染 → キャリア化
キャリア化 → 治癒
キャリア化 → 無症候性キャリア（まれ）
キャリア化 → 慢性肝炎（約70〜80%）
慢性肝炎 → 慢性肝炎
慢性肝炎 → 肝臓がん（まれ）
慢性肝炎 → 肝硬変（約40〜50%）
肝硬変 → 肝硬変
肝硬変 → 肝臓がん（70%）
肝臓がん → 肝臓がん
肝臓がん → 死亡

感染すると，慢性肝炎になることが多い。

B型肝炎ウイルスとC型肝炎ウイルスの重複感染

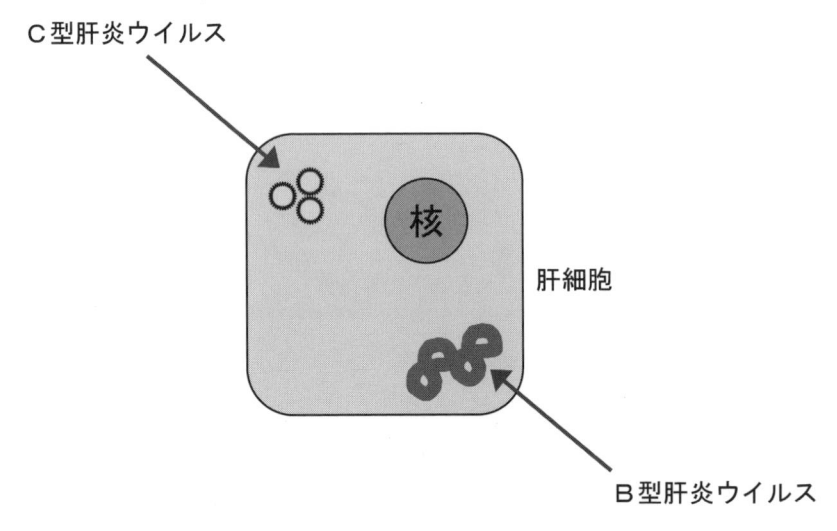

C型肝炎ウイルス

核

肝細胞

B型肝炎ウイルス

　B型肝炎ウイルス（HBV）とC型肝炎ウイルス（HCV）の両方に感染する重複感染があると，慢性肝疾患の進行が早くなる場合があると考えられています。また，HBVとHCVの両者の重複感染者は，単独感染者よりも肝臓がんを発症するリスクが高いと報告されています（「厚生科学研究費補助金　疾病・障害対策研究分野　肝炎等克服緊急対策研究　輸血後肝炎に関する研究2004年度」）。

医療費 インターフェロンの治療費は？

Q 84

❶私は，2004年8月～2005年7月頃まで11カ月にわたってインターフェロン・リバビリンの併用療法を受けました。ウイルスの数が減らないようですが，肝機能はよくなりました。患者としては，高額な医療費のことが心配です。ペグインターフェロン治療を受けたときの医療費について教えてください。今後，もう少し安くなることはないのでしょうか？　★64歳★男性

❷2006年から，C型肝炎ウイルスのⅡ型にもインターフェロン・リバビリン併用療法の保険が適用されるとのことでしたが，併用療法を1年間受けた場合，費用はいくらくらいかかるでしょうか？　★32歳★男性

❸ペグインターフェロンの費用はどのくらいかかるのでしょうか？　また保険の対象になるのでしょうか？　ペグインターフェロン・リバビリン併用療法に対する健康保険の適用の有無について教えてください。ペグインターフェロン・リバビリン併用療法の入院期間ならびに費用についても教えてください。　★63歳★女性

A

（追補の回答もご参照ください。⇨p130）

❶ご質問にあるペグインターフェロン治療を受けた場合のペグインターフェロン・リバビリン併用療法は，体重によって投与する薬の量が違いますので，複雑になりますが，たとえば体重65Kgの方であれば，ペグインターフェロンは1回2万9,740円，リバビリンは1日あたり3,091円となります。1カ月の薬の総費用は21万1,708円となり，3割負担の方は6万3,512円となります。C型肝炎でペグインターフェロン・リバビリン併用療法を受けた場合の薬の料金（「薬剤料」）は，p122の図表をご参照ください。

なお，患者さんが医療機関に支払う医療費は，これらの薬の料金だけでな

く，その他に「診察料」や「処方箋料」（医師が薬を処方する料金）や，「調剤料」（薬剤師が薬を調剤する料金）が加わります。さらに，血液検査や画像検査を受けると，「検査料」や「画像検査料」などが加わります。

　これらの医療費の合計額は，たとえ公的医療保険を使っても高額となります。そのためその負担を軽減することができるように，高額な医療費を支払った場合に，1カ月の医療費の自己負担額が一定額（自己負担限度額）を超えた場合，その超えた部分の金額が払い戻される制度が設けられています（高額療養費制度）。払い戻しを受けるためには，医療機関の領収書や印鑑などを添えて加入している健康保険組合へ申請します。

　なお，薬剤の値段（薬価）は，国（厚生労働省）が決める公定価格であり，その決め方には一定のルールがあります。ペグインターフェロンの薬価もリバビリンの薬価も発売当時と比べ，下がっています。将来的には薬価の改定のたびに少しずつ安くなっていくだろうと思います。

ペグインターフェロン・リバビリン併用療法の薬の価格

【薬剤料】

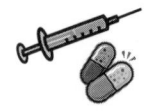

ペグインターフェロン	50μg	15,261円
	100μg	29,740円
	150μg	44,338円
リバビリン	1カプセル（200mg）	772.9円

【体重別投与量と薬剤料負担額】

体重	ペグインターフェロン（1回投与量）	リバビリン（1回投与量）	1カ月薬剤料総額	自己負担額（3割の場合）
35～60Kg	100μg	600mg	188,521円	56,556円
60Kg超～75Kg	100μg	800mg	211,708円	63,512円
75Kg超～80Kg	150μg	800mg	270,100円	81,030円
80Kg超～120Kg	150μg	1,000mg	293,287円	87,986円

2008年5月現在

※ペグインターフェロンはペグイントロン®，リバビリンはレベトール® の場合
※1カ月の料金は，ペグインターフェロンを月4回，リバビリンを30日分処方した場合

❷ C型肝炎ウイルスⅡ型（ゲノタイプ2a，2b）にも保険が適用され，治療期間は24週間です。Q30とQ31もご参照ください（⇨p46〜49）。

❸ペグインターフェロン・リバビリンによる併用療法は，患者さんの体重に合わせて薬の投与量を決めますので，投与量に応じて治療費用が異なります。毎月の費用（3割負担の方の場合）は，体重の軽い方（40kg）で5万円ほど，重い方（80kg）で11万円ほどかかります。

入院期間は検査を含めて7〜14日間くらいです。入院費は検査の種類や治療回数によって異なります。

| その他 | 肝嚢胞(のうほう)とは？ |

Q85 私は，肝臓に「嚢胞(のうほう)」ができているといわれています。「嚢胞」は肝臓がんと関連があるのでしょうか？
★59歳★女性

A 　肝嚢胞のほとんどが単純性嚢胞と呼ばれるもので，正常の肝臓にもできる最も多い良性疾患です。超音波検診によって肝臓をみると7％前後の方に発見されます。肝臓がんとの関連はありません。症状がなければ，経過観察のみでよいと思われます。

その他　肝臓専門医について

Q 86

❶私は，Ｃ型肝炎といわれて15年くらいになります。積極的に治療したいと考えています。肝臓専門医を教えてください。　★76歳★男性

❷肝臓の専門病院と専門医を教えてください。インターネットを利用しなくてもわかる方法についても教えてください。　★58歳★女性

A　インターネットを利用して肝臓専門医や専門医療機関を探す場合には，まず「（社団法人）日本肝臓学会」のホームページ（http://www.jsh.or.jp/）を開き，次に「肝臓専門医」のマークをクリックし，「肝臓専門医一覧」をクリックします。専門医の一覧は，「北海道・東北地区」「関東甲信越地区」「東海・北陸地区」「近畿地区」「中国・四国地区」「九州地区」に分類されていますが，これらの地区をクリックすると，医療機関施設名と医師名が掲載されています。

（例）福岡県　　久留米市
　　　　　　　○○病院　　　　　　久留米太郎，久留米花子
　　　　　　　○○クリニック　　　久留米通子

　インターネットを利用しない場合は，かかりつけの主治医にお尋ねになるか，最近では専門医や専門施設を紹介した本を書店で入手することもできるようになっています。また，全国の肝臓病患者会83団体で構成されている「日本肝臓病患者団体協議会」あるいは，全国の肝臓病の患者同士の集まりによって作られている患者団体である「全国肝臓病患者連合会」では，肝臓病患者とそのご家族への情報提供が行なわれておりますので，患者会にお尋ねになるのも１つの方法です。

その他　知っておきたいC型肝炎の知識

Q 87　私は看護師です。C型肝炎について，世間ではまだあまりよく理解されていないように感じます。今後どのようにC型肝炎について理解を広め，正しい知識を普及啓発する予定でしょうか？　看護師として知っておくべき知識には，どのようなものがあるのか教えてください。

★19歳★女性

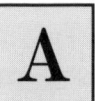

A　C型肝炎はC型肝炎ウイルスに感染した結果起こる肝臓の病気です。C型肝炎ウイルスは血液を介して感染します。しかし，感染はそれほど起こりやすいものではなく，日常の生活の中では，ほとんど感染しないと考えてよいと思います。したがって，C型肝炎ウイルスをもっているといわれた方でも，鼻血やけがをしたときの血液を他の人にふれないような配慮や，カミソリや歯ブラシなど常識で考えて血液が付着する可能性があるものを他の人と共有しなければ，日常生活で特別な配慮をする必要はありません。

　現在感染している方の多くは，戦後の混乱期，まだ衛生環境も悪くウイルスなどに対する知識もなかった時代に感染したと思われます。日本におけるC型肝炎ウイルス感染の流行は，1950年代から1960年代にかけて主として若い年齢層を中心に起こり，その後徐々に終息の方向に向かい，今日に至ったと推測されます。1960年代までの日本は，経済的にも復興状態にあり，衛生環境，医療環境は劣悪な状態にありました。当時は血液を介して感染するC型肝炎ウイルスの感染経路が数多く存在していました。おもな感染経路は，売血行為・輸血・手術・採血・注射等の医療行為・さまざまな出血を伴う民間療法・刺青などです。このことは，1960年代半ばに輸血を受けた方の50％以上に輸血後肝炎が起こったことによって裏づけられています

(「社団法人日本肝臓学会　慢性肝炎診療のためのガイドライン」より)。

　現在では，輸血によってC型肝炎ウイルスに新たに感染することはほとんどありません（p2をご参照ください）。しかし，C型肝炎ウイルスが発見されるまでの1989年以前に輸血を受けた方，大きな手術を受けたことのある方，妊娠・分娩時に多量の出血をしたことのある方などは，ウイルスに感染している可能性がありますので，検査を受けることをおすすめします。

　感染したC型肝炎ウイルスは火種として肝臓に存在し，年月を経て肝臓で火事（慢性肝炎）が起こります。火事が起これば肝臓も火傷（やけど）をします。その結果，肝臓にケロイドができます。たくさんケロイドができた状態を肝硬変といいます。こうなりますと肝臓の力も低下し，さまざまな症状が起こってきます。また，肝臓にがんができることもあります。

　肝臓は「沈黙の臓器」といわれるように，火事が起こっている（慢性肝炎）程度では，ほとんど症状がありません。しかし，このような時期に，火種を除く治療（ウイルス排除：インターフェロン治療）や，火事を消す治療（肝庇護療法）が必要になります。C型肝炎ウイルスをもっているといわれた方は（日本では200万人程度と推測されています）自分の肝臓を守っていただく必要があります。C型肝炎は，きちんと対処すれば決して恐れる病気ではないこと，しかし，知らないことは致命的な結果にもつながり得ることを理解していただかなければなりません。

　そのために，C型肝炎ウイルスをもっていないか一度は検査を受けていただくこと，ウイルスをもっているといわれた方は必ず受診をしていただき，病気の状態に応じて治療や定期的な受診をしていただくことを，広く知っていただく努力が必要です。具体的な方策はありませんが，肝炎についての公開講座，マスコミ，書物，インターネットなどによる情報収集が有効な手段となると思われます。

　しかし，情報が氾濫している現代社会ですので，正しい知識を選んでいただかなければならない問題があります。看護師の方々も情報の重要な窓口になると思います。ウイルスに関する知識，感染の経路，病気の成り立ち，治

療法などを理解していただきたいと思います。

その他　知っておきたいC型肝炎の知識

Q88　私の友人がC型肝炎で入院中です。私には，C型肝炎についての知識がないのですが，友人のお見舞いに行き，肝炎にうつることはないでしょうか？

★71歳★女性

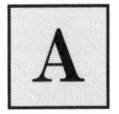

A　C型肝炎ウイルスやB型肝炎ウイルスは，血液を介して感染します。お見舞いに行って，患者さんと話したり，触ったりして肝炎ウイルスに感染することはありません。また，C型肝炎ウイルスはくしゃみ，せき，抱擁，食べ物，飲み物，食器やコップの共用，日常の接触では感染しません。

しかし，血液が付着するような行為には注意しましょう。たとえば，カミソリや歯ブラシの共用は避けること，乳幼児に口移しで食べ物を与えないことなどです。

C型肝炎ウイルスやB型肝炎ウイルスの正しい知識は，下記で公開されていますので，ご参考にされるとよいでしょう。

参考資料：
　①財団法人　ウイルス肝炎研究財団
　　http://www.vhfj.or.jp/
　②厚生労働省　http://www.mhlw.go.jp/
　③社団法人　日本医師会　http://www.med.or.jp/
　④久留米大学医学部消化器疾患情報講座
　　http://www.med.kurume-u.ac.jp/med/joho/

追補　インターフェロン治療の医療費助成について

　厚生労働省と都道府県では，2008年4月1日からB型肝炎とC型肝炎のインターフェロン治療に対する医療費助成を開始しました。これは，①肝炎が，国内最大の感染症であること，②肝炎に対するインターフェロン治療が奏効すれば根治が可能であり，その結果，肝硬変や肝がんといったより重篤な病態への進行を防止することができること，③しかしながら，高額なインターフェロン治療は，患者さんにとって利用しにくいことなどを考慮して，早期治療を推進するために行なうものです。

　助成の対象となるのは，B型またはC型肝炎のインターフェロン治療です。患者さん本人の世帯の所得に応じて，月当たりの医療費が軽減されます。「肝炎インターフェロン治療受給者証」を医療機関受診時に提示すると，会計窓口で患者さんが支払う自己負担額が軽くなります。助成の期間は1年間です。

　具体的には，患者さん本人の世帯の市町村民税課税年額に応じ，その自己負担上限額が月額1万円から5万円までに軽減されます。下記の表とp131の例題を参照してください。

区分	区分基準 世帯あたり市町村民税（所得割）課税年額	患者さんの自己負担上限額 （月額）
A	235,000円以上	50,000円
B	65,000円以上235,000円未満	30,000円
C	65,000円未満	10,000円

厚生労働省ホームページ「新しい肝炎総合対策の推進」より改訂

　医療費助成を受けるためには，下記の書類が必要となります（p132を参照ください）。
① 肝炎インターフェロン治療受給者証交付申請書（発行：お住まいの都道府県）

② 医師の診断書（発行：かかりつけ医など）
③ 患者さん本人の氏名が記載された被保険者証等の写し（発行：各保険者）
④ 患者さん本人の属する世帯の全員について記載のある住民票の写し
⑤ 市町村民税課税年額を証明する書類（④⑤発行：お住まいの市町村）

　なお，都道府県ごとに必要書類（規定の申請書，医師の診断書など）と，その提出先が異なる場合がありますので，詳しくはお住まいの都道府県，お近くの保健所などにお尋ねください。

> 例題）
> 体重65Kgの方が，ペグインターフェロン・リバビリン併用療法を受けた場合に，ご本人が負担する月額

総費用試算

4週間の費用は，自己負担額が3割で　約72,160円
（薬剤料だけでなく，診察料，血液検査，副作用への治療費なども含む）

たとえば...

この患者さんの世帯あたり市町村民税課税年額が，65,000円以上235,000円未満であれば，自己負担上限額は30,000円となり，

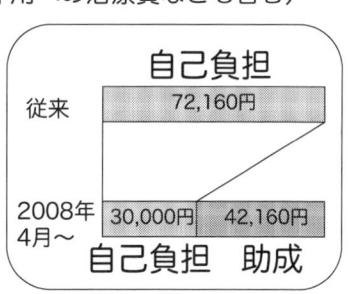

72,160円 − 30,000円 ＝ 42,160円の助成を受けられることになる。

	自己負担	
従来	72,160円	
2008年4月〜	30,000円	42,160円
	自己負担	助成

医療費助成受給までの流れ

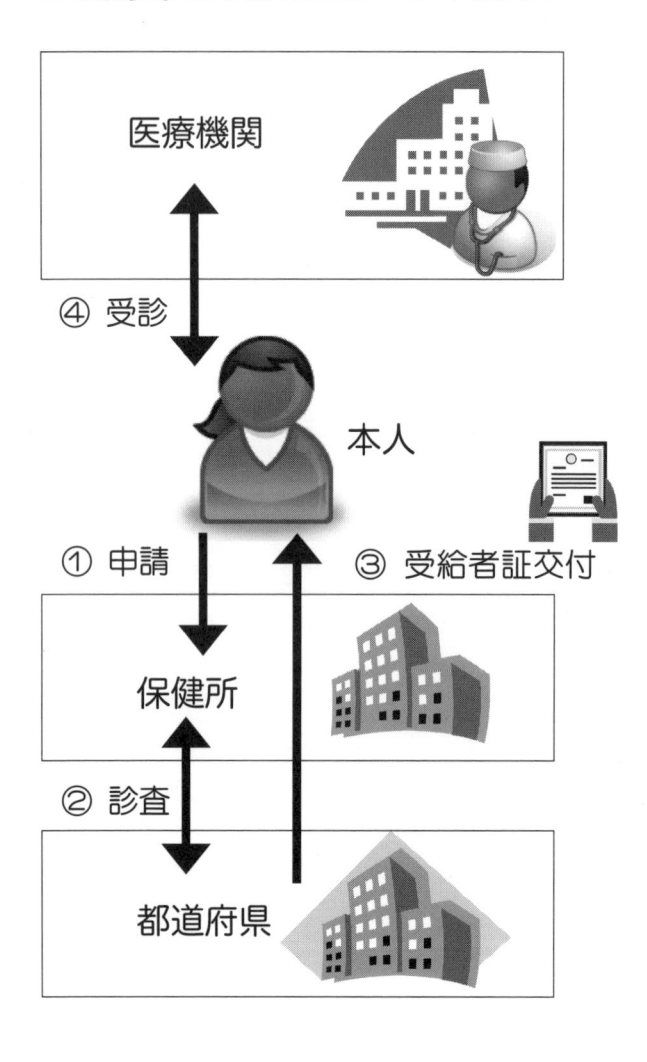

- 医療機関
- ④ 受診
- 本人
- ① 申請
- ③ 受給者証交付
- 保健所
- ② 診査
- 都道府県

索引

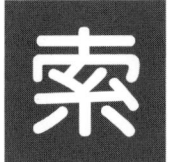

ア

悪性リンパ腫　10
アルコール　23, 24
αフェトプロテイン　4
アルブミン　4

イ

医療費　121
インターフェロン（IFN）治療　5, 28, 30, 32, 37
インターフェロン治療の医療費助成　130
インターフェロン治療の目的　42
インターフェロンβ　46, 55
インターフェロン・リバビリン併用療法　16, 37, 59
茵蔯蒿湯　79

ウ

ウイルス遺伝子　6
ウイルス学的著効　40
ウイルス検出限界　39
ウイルス量　6, 15, 16, 30, 41, 49, 73
ウコン　101
うつ　9
うつ病　69
ウルソデオキシコール酸（ウルソ）　5, 83, 84, 85

エ

AST（=GOT）　3, 13, 14
ALT（=GPT）　3, 13, 14
A型肝炎　117
A型肝炎ウイルス　117
HCV抗体　3
MRI検査　4, 106

オ

黄疸　20, 89, 91, 93
悪寒　9

カ

蚊　114
かかりつけ医　11
家族内感染　111
かゆみ　9, 57, 59, 60
肝移植　19

2 索引

肝外病変　10
肝硬変　2, 17, 46, 55, 89
肝硬変初期　55
肝硬変の食事　93
間質性肺炎　9, 68
肝性脳症　89
関節リウマチ　10
感染源　108, 117, 129
感染経路　108, 110, 111, 112, 113, 114, 117
感染力　115
肝臓がん　1, 2, 17, 50, 76, 87, 91, 106
肝臓専門医　11, 31, 125
肝臓の線維化　25, 33, 36, 77
肝臓病患者会　125
肝囊胞　124
肝庇護療法　5, 25, 28, 82
柑皮症　20
漢方薬　75, 79, 80

キ

強力ネオミノファーゲンシー（強ミノシー）　25, 83, 85
狭心症　73

ク

口移し　113
グリチルリチン　5, 82, 83, 85
グルタチオン　82

ケ

血液検査　4

血小板　4
ゲノタイプ　6, 35, 37, 73
献血　27, 107
健康食品　103, 104
倦怠感　9, 64, 66
原発性硬化性胆管炎　18
原発性胆汁性肝硬変　18

コ

高額療養費制度　122
高血圧症　71
高脂血症薬　99
甲状腺機能　10
甲状腺機能異常　9, 68
高タンパク食　97

サ

柴胡桂枝湯　79
再治療（投与）　6, 47, 49

シ

椎茸菌糸体　104
GOT　3, 13, 14
自覚症状　2, 12, 53, 56
C型肝炎　117
C型肝炎ウイルス（HCV）　3, 22, 116, 117, 119
C型肝炎ウイルス（HCV）キャリア　13, 14
C型肝炎ウイルスの型　34, 35
C型慢性肝炎　2, 3, 11
自己注射　26, 37, 46

| 仕事　100
| 自己負担限度額　122
| 自己免疫性肝炎　18
| 自己免疫性肝臓病　18, 19
| 自己免疫性疾患　68
| CT検査　4
| GPT　3, 13, 14
| 瀉血療法　43, 86
| 重複感染　116, 120
| 腫瘍マーカー　4
| 症候性キャリア　13
| 小柴胡湯　79
| 初回治療（投与）　6, 47
| 食事療法　93, 95, 96, 97
| 食道静脈瘤　90
| 食欲不振　9, 56, 59, 66
| 深海鮫　60
| 心筋症　10
| 心房細動　73
| 腎透析　109

ス

スタチン　99
ステビア草　103

セ

性交渉　108
精神安定剤　88
セログループ　35
セログループⅠ型　37, 47
セログループⅡ型　47, 49
線維化　25, 33, 36, 77

全身倦怠感　9, 56

タ

大柴胡湯　79
代償性肝硬変　89, 91, 93
唾液　113
脱毛　9, 56, 59, 68
たばこ　23

チ

超音波（エコー）検査　4
著効　37, 42, 49
治療効果　7, 16, 37
治療費　121, 122

テ

鉄　95, 96, 98, 101
鉄制限食　86, 96
手のひら　20

ト

糖尿病　9, 10, 68, 71, 92
トランスアミナーゼ　3, 78

ニ

日常生活　76, 89, 91
入院　100
入院期間　121

ネ

年齢　51, 53, 87

ハ

バイアグラ　76
発熱　9, 56, 59
歯ブラシ　111, 113, 129

ヒ

PIVKA-II　4
B型肝炎　22, 117
B型肝炎ウイルス　22, 113, 116, 117, 118
BCAA　94
ヒシファーゲンC　82
脾腫　21
非代償性肝硬変　89, 91, 94
ビブリオ・バルニフィカス　92
貧血　9, 59, 66

フ

夫婦感染　111
副作用　9, 56, 57, 59, 66
ブラウエ錠　84
フラバンジェノール　17
フルバスタチン　70
分岐鎖アミノ酸　94

ヘ

ペグインターフェロン　5, 7, 37, 47, 121
ペグインターフェロン・リバビリン併用療法　7, 8, 16, 37, 38, 47, 59, 66, 67, 77, 121

ホ

便秘　91, 93
扁平苔癬　10

保険　46, 55, 121
母子感染　112
発疹　9, 57, 58, 59, 60

マ

膜性増殖性糸球体腎炎　10

ミ

味覚障害　68

ム

無症候性キャリア　3, 4, 13, 22

モ

網膜症　9
網膜剥離　74

ヤ

薬疹　58
薬価　122

ユ

輸血　2, 108, 110, 126

リ

リバビリン　5, 6, 7, 8
緑内障　74

レ

聯本双脂滴丸　80

©2007

第1版追補版発行　2008年7月20日
第1版発行　2007年1月10日

C型肝炎患者が専門医に
聞く88の質問

（定価はカバーに表示してあります）

〈検印廃止〉

編著　長尾由実子
　　　佐田通夫

発行者　服部秀夫
発行所　株式会社　新興医学出版社
〒113-0033　東京都文京区本郷6-26-8
電話　03(3816)2853
FAX　03(3816)2895

印刷　明和印刷株式会社　　ISBN978-4-88002-490-5　　郵便振替　00120-8-191625

・本書の複製権・翻訳権・譲渡権・公衆送信権（送信可能化権を含む）は株式会社新興医学出版社が所有します。
・JCLS　〈(株)日本著作出版権管理システム委託出版物〉
本書の無断複写は著作権法上での例外を除き禁じられています。複写される場合は、その都度事前に(株)日本著作出版権管理システム（電話 03-3817-5670，FAX 03-3815-8199）の許諾を得てください。